La **PACES**

en **QCM**

Santé publique

Daniel Orban
Docteur en droit
Université de Nice-Sophia Antipolis

Christian Pradier
Professeur des universités - Praticien hospitalier
Épidémiologie, économie de la santé et prévention
Université de Nice-Sophia Antipolis

Pascal Staccini
Professeur des universités - Praticien hospitalier
Biostatistique, informatique médicale et technologies de communication
Université de Nice-Sophia Antipolis

ellipses

Dans la collection **La PACES en QCM**

- *Anatomie*, 2e édition, Grégory Biette, Romain Joste
- *Biologie cellulaire, histologie et embryologie*, Mounaïm Ghorbal
- *Biologie cellulaire*, Jean-Charles Cailliez
- *Biologie moléculaire*, Jean-Charles Cailliez
- *Biostatistique – Biomathématiques*, Mohamed Lemdani (coord.)
- *Chimie générale*, Julien Bonin, Damien Marchal

ISBN 978-2-7298-7022-5

32, rue Bargue 75740 Paris cedex 15

www.editions-ellipses.fr

Sommaire

La santé publique en France

5. **Parmi les fonctions essentielles de la santé publique, le contrôle de la situation sanitaire consiste à :**

a. Évaluer l'état de santé en continu pour suivre l'évolution de la mortalité et de la morbidité.
b. Promouvoir l'accès effectif par tous les citoyens aux prestations sanitaires dont ils ont besoin.
c. Identifier les menaces existantes et potentielles pour la santé.
d. Faire des évaluations périodiques des besoins des services de santé.
e. Les réponses a, b, c et d sont fausses.

6. **Parmi les fonctions essentielles de la santé publique, la surveillance épidémiologique a pour but :**

a. D'alléger la charge des maladies.
b. De donner aux citoyens les moyens de changer les modes de vie.
c. D'élaborer des modèles d'évaluation de la qualité.
d. D'être en mesure de réagir rapidement pour maîtriser les flambées de maladies.
e. Les réponses a, b, c et d sont fausses.

7. **Parmi les fonctions essentielles de la santé publique, l'élaboration des politiques et d'une législation pour encadrer l'exercice de la santé publique, permet :**

a. D'améliorer l'état de santé et la qualité de vie.
b. De réduire les inégalités vis-à-vis de la santé.
c. De sauvegarder la santé de la population.
d. D'alléger la charge des maladies.
e. Les réponses a, b, c et d sont fausses.

8. **Parmi les fonctions essentielles de la santé publique, la gestion stratégique des systèmes et services de santé consiste à :**

a. Créer des environnements qui privilégient des choix de comportements propices à la santé.
b. Promouvoir l'accès effectif par tous les citoyens aux prestations sanitaires dont ils ont besoin.
c. rechercher des solutions pour réduire les inégalités dans l'utilisation des services de santé.
d. Élaborer des programmes de recherche en matière de santé publique.
e. Les réponses a, b, c et d sont fausses.

9. **Parmi les fonctions essentielles de la santé publique, la promotion de la santé consiste :**

a. À améliorer la capacité et les aptitudes des populations en matière de santé.
b. À créer des environnements qui privilégient des choix de comportements propices à la santé.
c. À donner aux citoyens les moyens de participer activement dans le changement des normes sociales.
d. À identifier des sources de financement adéquat pour la recherche.
e. Les réponses a, b, c et d sont fausses.

10. **Une action de santé publique :**

a. Comporte une série de programmes d'actions.
b. Est l'ensemble des choix stratégiques des pouvoirs publics pour choisir les champs d'intervention.
c. Est la composante opérationnelle d'un programme de santé publique.
d. S'inscrit dans les objectifs d'un programme de santé publique en définissant un mode d'intervention particulier.
e. Les réponses a, b, c et d sont fausses.

11. **En santé publique, l'approche par les « milieux de vie » :**

a. Se base principalement sur les facteurs de risque de maladies identifiés par des études épidémiologiques.
b. vise essentiellement à obtenir des modifications de comportements à l'échelon individuel.
c. Se base principalement sur des populations dites « à risque ».
d. Se résume principalement à des actions d'éducation pour la santé.
e. Les réponses a, b, c et d sont fausses.

12. **En santé publique, l'approche par les « problèmes » :**

a. Se base principalement sur les facteurs de risque de maladies identifiés par des études épidémiologiques.
b. vise essentiellement à obtenir des modifications de comportements à l'échelon individuel.
c. Se base principalement sur des populations dites « à risque ».
d. Se résume principalement à des actions d'éducation pour la santé.
e. Les réponses a, b, c et d sont fausses.

Corrigés

1. cd

a est faux car la définition de la santé publique stipule bien qu'elle intervient au niveau des populations et non pas seulement au niveau individuel. La santé publique se présente comme une approche collective des actions de santé.
b est faux. La santé publique vise explicitement à prévenir les maladies.

2. abcd

3. bc

a est faux. La santé publique se présente comme une approche collective
d est faux car la santé publique met d'abord l'accent sur la prévention.

4. b

5. acd

b est faux car cette proposition concerne la fonction 4 : « gestion stratégique des systèmes et services de santé ».

6. d

7. abcd

8. bc

a et d sont faux. a correspond à la fonction 7 : « Promotion de la santé, participation et droit de regard des citoyens » et d correspond à la fonction 9 « Recherche, développement et mise en œuvre de solutions innovatrices en matière de santé publique ».

9. abc

d correspond à la fonction 9 : « Recherche, développement et mise en œuvre de solutions innovatrices en matière de santé publique ».

10. cd

11. e

12. abd

Chapitre 2
La promotion de la santé

13. Parmi les propositions suivantes, laquelle ou lesquelles correspond(ent) à la définition de la santé donnée par l'OMS en 1986 :

a. La santé est l'absence de maladie diagnostiquée par les professionnels de santé.
b. La santé est « un état de complet bien-être physique, mental et social ».
c. La santé, c'est le « silence des organes ».
d. La santé est une ressource de la vie quotidienne.
e. Les réponses a, b, c et d sont fausses.

14. La définition qui considère que la santé est « l'absence de maladie diagnostiquée par les professionnels de santé » comporte des limites. Parmi les propositions suivantes, laquelle ou lesquelles correspond(ent) à ces limites ?

a. Elle n'est pas objective.
b. Elle ne prend en compte que des critères purement médicaux.
c. Elle méconnaît les états latents.
d. Elle exclut les démarches de prévention.
e. Les réponses a, b, c et d sont fausses.

15. La définition de la santé donnée, en 1986, par la Charte d'Ottawa, indique que la santé :

a. Est une richesse essentielle, qu'il faut entretenir, et si nécessaire, restaurer.
b. Permet à la personne de tenir ses rôles fondamentaux dans la société.
c. Est un état de complet bien-être physique, mental et social.
d. Permet l'épanouissement personnel.
e. Les réponses a, b, c et d sont fausses.

Corrigés

13. d

« La santé, c'est le silence des organes » (proposition c) est une définition qui est parfois utilisée aussi par les médecins. Elle est équivalente à la définition selon laquelle « la santé est l'absence de maladie diagnostiquée par les professionnels de santé ».

14. bcd

15. abd

c est faux : cette proposition correspond à la définition de l'OMS de 1946.

16. abcd

17. abd

18. c

a correspond à la définition de la prévention. b correspond à la définition de la prévention secondaire.
d correspond à la définition de l'éducation thérapeutique.

19. cd

20. abc

21. d

22. bd

Chapitre 3
La prévention

23. **La prévention primaire :**

a. Elle tend à en empêcher la survenue de maladies.
b. Elle comprend tous les actes destinés à diminuer l'incidence d'une maladie dans une population.
c. Elle comprend tous les actes destinés à diminuer la prévalence d'une maladie.
d. Elle a pour but d'éviter la survenue des complications et des rechutes.
e. Les réponses a, b, c et d sont fausses.

24. **Parmi les propositions suivantes, laquelle ou lesquelles constitue(nt) des actions de prévention primaire :**

a. La vaccination.
b. L'éducation thérapeutique du patient diabétique.
c. Le dépistage du cancer du sein.
d. La lutte contre le tabagisme.
e. Les réponses a, b, c et d sont fausses.

25. **La prévention secondaire :**

a. Elle a pour but de déceler des maladies à un stade précoce.
b. Elle comprend tous les actes destinés à diminuer l'incidence d'une maladie dans une population.
c. Elle comprend tous les actes destinés à diminuer la prévalence d'une maladie.
d. Elle vise à réduire la durée et la gravité d'évolution de la maladie.
e. Les réponses a, b, c et d sont fausses.

26. **La prévention tertiaire :**

a. Elle comprend tous les actes destinés à diminuer l'incidence d'une maladie dans une population.
b. La prévention tertiaire intervient après la maladie.
c. Elle comprend tous les actes destinés à diminuer la prévalence d'une maladie.
d. Elle comprend tous les actes destinés à diminuer la prévalence des incapacités chroniques.
e. Les réponses a, b, c et d sont fausses.

27. La prévention ciblée :

a. Elle cible des groupes ou des individus présentant des facteurs de risque individuels.
b. Elle peut cibler des personnes atteintes de maladies.
c. Elle s'adresse à la population générale, quel que soit son état de santé.
d. Elle cible des groupes ou des individus dans le but de dépister des maladies.
e. Les réponses a, b, c et d sont fausses.

28. L'éducation pour la santé a pour but :

a. Le développement des compétences.
b. Le développement de savoir, savoir-faire et de savoir être.
c. De mieux comprendre la maladie et traitement.
d. D'apprendre à coopérer avec les soignants.
e. Les réponses a, b, c et d sont fausses.

29. La ou les propositions suivantes définissent l'éducation thérapeutique :

a. Le dépistage précoce des maladies.
b. Le développement de savoir, savoir-faire et de savoir être.
c. Apprendre à mieux comprendre la maladie et traitement.
d. Apprendre à coopérer avec les soignants.
e. Les réponses a, b, c et d sont fausses.

Corrigés

23. **ab**

24. **ad**

25. **acd**

26. **bd**

27. **ab**

28. **ab**

29. **bcd**

Chapitre 4
Le dépistage

30. Le dépistage :

a. Consiste à reconnaître les individus présentant une affection encore asymptomatique.
b. A pour but d'obtenir une modification favorable de l'histoire naturelle la maladie dépistée.
c. Appartient à la prévention tertiaire.
d. Appartient à la prévention secondaire.
e. Les réponses a, b, c et d, sont fausses.

31. Parmi les critères suivants, lequel ou lesquels sont jugé(s) pertinent(s) pour la mise en œuvre d'un programme de dépistage :

a. La maladie constitue une menace grave pour la santé publique.
b. La maladie est rare.
c. Il n'existe pas de traitement efficace permettant d'améliorer la survie des malades atteints.
d. L'histoire naturelle de la maladie n'est pas connue.
e. Les réponses a, b, c et d, sont fausses.

32. Parmi les critères suivants, lequel ou lesquels sont nécessaire(s) pour juger qu'un examen de dépistage est efficace :

a. Significatif.
b. Simple à mettre en œuvre.
c. représentatif.
d. valide.
e. Les réponses a, b, c et d, sont fausses.

33. Parmi les critères suivants, lesquels font partie des critères que l'OMS a défini pour évaluer la pertinence d'un programme de dépistage :

a. La recherche des cas n'est pas nécessairement continue.
b. L'épreuve utilisée et le programme de dépistage sont acceptables pour la population.
c. Les avantages globaux du programme de dépistage éclipsent les effets nocifs possibles associés à sa mise en œuvre.
d. La maladie doit être rare.
e. Les réponses a, b, c et d, sont fausses.

34. **Parmi les propositions suivantes, la quelle ou lesquelles concerne(nt) la validité d'un test de dépistage :**

a. C'est sa capacité à reconnaître les sujets malades et les sujets non malades.
b. Elle est indépendante des caractéristiques de la population testée.
c. Elle est mesurée par la sensibilité.
d. Elle est mesurée par la valeur prédictive positive.
e. Les réponses a, b, c et d, sont fausses.

35. **Les performances intrinsèques d'un test de dépistage sont mesurées par :**

a. La sensibilité.
b. La valeur prédictive positive.
c. La spécificité.
d. La valeur prédictive négative.
e. Les réponses a, b, c et d, sont fausses.

36. **La spécificité d'un test de dépistage :**

a. C'est la probabilité que le test soit positif si la personne est atteinte de la maladie.
b. C'est la probabilité que la personne n'ait pas la maladie si son test est négatif.
c. C'est la probabilité que le test soit négatif si la personne testée est indemne de la maladie.
d. C'est la probabilité que la personne soit réellement malade si son test est positif.
e. Les réponses a, b, c et d, sont fausses.

37. **La valeur prédictive négative d'un test de dépistage :**

a. C'est la probabilité que le test soit positif si la personne est atteinte de la maladie.
b. C'est la probabilité que la personne soit indemne de la maladie si son test est négatif.
c. C'est la probabilité que le test soit négatif si la personne testée est indemne de la maladie.
d. C'est la probabilité que la personne soit réellement malade si son test est positif.
e. Les réponses a, b, c et d, sont fausses.

38. **Concernant un test de dépistage, une prévalence élevée d'une maladie dans une population :**

a. Augmente la sensibilité du test de dépistage.
b. Augmente la valeur prédictive positive du test de dépistage.
c. Diminue la spécificité du test de dépistage.
d. Diminue la valeur prédictive positive du test de dépistage.
e. Les réponses a, b, c et d, sont fausses.

39. **On veut augmenter la valeur prédictive positive d'un test de dépistage d'une maladie. Pour cela, on peut :**

a. Augmenter la sensibilité du test.
b. Augmenter la spécificité du test.
c. Choisir une population dans laquelle la maladie dépistée a une prévalence élevée.
d. Choisir une population dans laquelle la maladie dépistée a une prévalence faible.
e. Les réponses a, b, c et d, sont fausses.

40. **Parmi les propositions suivantes, laquelle ou lesquelles caractérise(nt) le dépistage de masse :**

a. La couverture par rapport à la population est souvent faible.
b. Il nécessite une structure centralisée avec un médecin coordonnateur.
c. L'impact du dépistage est difficile à évaluer.
d. Il nécessite un taux élevé de participation.
e. Les réponses a, b, c et d, sont fausses.

41. **Parmi les propositions suivantes, laquelle ou lesquelles caractérise(nt) le dépistage organisé :**

a. Il nécessite la mise en place d'un programme d'assurance qualité.
b. Il concerne des pathologies pour lesquels des études expérimentales ont démontré l'efficacité potentielle du dépistage.
c. Il permet d'évaluer l'impact du dépistage.
d. Son coût est élevé.
e. Les réponses a, b, c et d, sont fausses.

Corrigés

30. abd

31. a

32. bd

33. bc

34. acd

La validité d'un test est sa capacité à reconnaître dans une population donnée, les sujets malades et les sujets non malades. Cette capacité dépend à la fois des performances propres du test et des caractéristiques de la population testée (c'est pourquoi la proposition b est fausse). La validité d'un test de dépistage est mesurée par ses performances intrinsèques (sensibilité, spécificité) et extrinsèques (valeurs prédictives positives et négatives).

35. ac

36. c

37. b

38. b

39. c

40. ac

41. abcd

Chapitre 5
La lutte contre les maladies infectieuses

42. Dans l'étude des maladies infectieuses, parmi les propositions suivantes, laquelle ou lesquelles caractérise(nt) un agent pathogène :

a. La sensibilité.
b. La pathogénicité.
c. La virulence.
d. La spécificité.
e. Les réponses a, b, c et d, sont fausses.

43. La contagiosité :

a. Est l'aptitude de l'agent pathogène à provoquer la maladie.
b. Est l'aptitude d'un agent pathogène à se propager.
c. Peut être exprimée par le taux d'attaque.
d. Est l'aptitude de l'agent à provoquer des troubles graves.
e. Les réponses a, b, c et d, sont fausses.

44. La pathogénicité :

a. Est l'aptitude de l'agent pathogène à provoquer la maladie.
b. Est l'aptitude d'un agent pathogène à se propager.
c. Peut être exprimée par le taux d'attaque.
d. Est l'aptitude de l'agent à provoquer des troubles graves.
e. Les réponses a, b, c et d, sont fausses.

45. La virulence :

a. Est l'aptitude de l'agent pathogène à provoquer la maladie.
b. Peut être exprimée par le taux de létalité.
c. Peut être exprimée par le taux d'attaque.
d. Est l'aptitude de l'agent à provoquer des troubles graves.
e. Les réponses a, b, c et d, sont fausses.

46. La transmission indirecte d'un agent pathogène :

a. Concerne essentiellement des agents pathogènes fragiles.
b. Concerne essentiellement des agents pathogènes résistants.
c. Peut se faire par l'intermédiaire d'un « véhicule ».
d. Peut se faire par l'intermédiaire de vecteurs.
e. Les réponses a, b, c et d, sont fausses.

47. **Dans la chaîne de transmission épidémiologique des maladies infectieuses, on appelle hôte récepteur :**

a. Le réservoir naturel dans lequel se trouve l'agent pathogène.
b. Le vecteur qui va permettre la transmission.
c. Le sujet qui va recevoir l'agent pathogène.
d. Le véhicule qui va permettre la transmission.
e. Les réponses a, b, c et d, sont fausses.

48. **Dans l'étude des maladies infectieuses, on parle d'épidémie quand :**

a. La maladie se développe pendant une période de temps limitée et sur un territoire déterminé.
b. La maladie ne concerne que quelques cas isolés.
c. La maladie se développe de façon extensive dans plusieurs continents.
d. La maladie se développe de façon permanente sur un territoire limité.
e. Les réponses a, b, c et d, sont fausses.

49. **Dans l'étude des maladies infectieuses, on parle d'endémie quand :**

a. La maladie se développe pendant une période de temps limitée et sur un territoire déterminé.
b. La maladie ne concerne que quelques cas isolés.
c. La maladie se développe de façon extensive dans plusieurs continents.
d. La maladie se développe de façon permanente sur un territoire limité.
e. Les réponses a, b, c et d, sont fausses.

50. **En santé publique, la surveillance épidémiologique consiste à :**

a. Collecter systématiquement et de façon continue des données de santé.
b. Analyser les données de santé,
c. Interpréter les données de santé.
d. Diffuser les donner de santé à tous les professionnels concernés.
e. Les réponses a, b, c et d, sont fausses.

51. Dans l'étude des maladies infectieuses, on appelle le taux de contact :

a. Le rapport du nombre de personnes immunisées sur la population totale.
b. Le rapport du nombre de personnes non immunisées sur la population totale.
c. Le rapport du nombre de malades reconnus sur le total des personnes infectées.
d. Le rapport du nombre de malades ayant fait l'objet d'une déclaration aux autorités sur le total des personnes infectées.
e. Les réponses a, b, c et d, sont fausses.

52. Dans l'étude des maladies infectieuses, on appelle le taux de notification :

a. Le rapport du nombre de personnes immunisées sur la population totale.
b. Le rapport du nombre de personnes non immunisées sur la population totale.
c. Le rapport du nombre de malades reconnus sur le total des personnes infectées.
d. Le rapport du nombre de malades ayant fait l'objet d'une déclaration aux autorités sur le total des personnes infectées.
e. Les réponses a, b, c et d, sont fausses.

53. Parmi les propositions suivantes, laquelle ou lesquelles concerne(nt) les mesures utilisées pour rendre l'hôte récepteur résistant à l'agent pathogène :

a. La chimioprophylaxie.
b. La recherche des réservoirs.
c. La séroprophylaxie.
d. La vaccination.
e. Les réponses a, b, c et d, sont fausses.

Corrigés

42. bc

43. bc

44. a

45. bd

46. bcd

47. c

48. a

49. d

50. abcd

51. e

a correspond à la définition du taux d'immunité. b ne correspond à aucune définition. c correspond à la définition du taux d'évidence. d correspond à la définition du taux de notification.

52. d

53. acd

Chapitre 6
Introduction à la notion de travail en réseau : les réseaux de santé

54. Parmi les propositions suivantes, laquelle ou lesquelles caractérise(nt) les réseaux de santé :

a. La stabilité.
b. La centralisation.
c. La flexibilité.
d. L'autorité.
e. Les réponses a, b, c et d sont fausses.

55. Les réseaux de santé sont bien adaptés pour répondre aux besoins des patients :

a. Présentant des caractéristiques sociales particulières.
b. Atteints de pathologies chroniques.
c. Atteints de pathologies aiguës.
d. Atteints de pathologie d'évolution fatale.
e. Les réponses a, b, c et d sont fausses.

56. Les réseaux de santé visent à favoriser :

a. La compétition entre les professionnels de la santé.
b. La coopération entre les professionnels de la santé.
c. L'expertise collective.
d. L'harmonisation des pratiques entre professionnels.
e. Les réponses a, b, c et d sont fausses.

57. Parmi les propositions suivantes, laquelle ou lesquelles figure(nt) dans la définition des réseaux donnée par la loi du 4 mars 2002 relative aux droits des maladies et à la qualité du système de soins :

a. Favoriser l'accès aux soins.
b. Favoriser la coordination.
c. Favoriser l'interdisciplinarité.
d. Participer à des actions de santé publique.
e. Les réponses a, b, c et d sont fausses.

Chapitre 7
Organisation du système de santé français

61. **Concernant les objectifs globaux auxquels doit répondre un système de santé, on peut citer :**

a. Promouvoir la santé.
b. Assurer un accès équitable aux soins.
c. Maintenir la bonne santé des individus.
d. Assurer la gratuité des examens de dépistage.
e. Assurer la réactivité de la réponse sanitaire apportée aux populations.

62. **Les principaux composants d'un système de santé sont :**

a. Une gouvernance.
b. Une organisation de l'accès aux soins.
c. Un dispositif de délivrance de biens et de prestations.
d. Une gestion des fonctions recherche et enseignement.
e. Un système d'information sanitaire.

63. **En France, le Parlement intervient dans la gouvernance du système de santé français. Mais pour quelle(s) raison(s) parmi les suivantes :**

a. Définir la politique générale de santé publique.
b. Participer aux investissements hospitaliers.
c. Contrôler le respect des normes de qualité et de sécurité des établissements hospitaliers.
d. Déterminer le budget prévisionnel annuel de la sécurité sociale.
e. Examiner les grandes orientations sanitaires.

64. **En France, en 2010, au niveau national, le ministre du Travail, de l'Emploi et de la Santé a autorité sur :**

a. L'Inspection générale des affaires sociales (IGAS).
b. La Caisse nationale d'assurance vieillesse.
c. La Direction de la Sécurité sociale (DSS).
d. La Direction générale de la santé (DGS).
e. La Direction générale de l'offre de soins (DGOS).

74. b

75. bc

e : le secteur lucratif commercial est une des formes du secteur privé et non l'inverse.

76. ce

77. de

T2A depuis 2004, convergence public-privé.

Chapitre 8
La protection sociale

78. **Concernant le risque social, on peut dire :**

a. Qu'il est un aléa de la vie susceptible d'entraîner une baisse de ressources.
b. Qu'il est un aléa de la vie pouvant entraîner une augmentation des dépenses.
c. Qu'il n'est pas un risque reconnu par la société.
d. Qu'il bénéficie d'un système de prise en charge solidaire collective.
e. Qu'il ne concerne pas le risque emploi.

79. **Parmi les risques suivants, quels sont ceux considérés comme un risque social ?**

a. Risque dépendance.
b. Risque exclusion.
c. Risque chômage.
d. Risque vieillesse.
e. Risque maladie.

80. **Concernant les techniques de prise en charge des risques sociaux, quelles sont celles qui relèvent de la responsabilité individuelle ?**

a. Mutualité.
b. Assurance.
c. Assistance.
d. Prévoyance.
e. Mécénat.

81. **Concernant les techniques de prise en charge des risques sociaux, quelles sont celles qui relèvent de la solidarité collective ?**

a. Mutualité.
b. Sécurité sociale.
c. Assistance.
d. Prévoyance.
e. Mécénat.

82. **De façon générale, la mise en place d'un système de protection sociale recouvre trois principes. Lesquels ?**

a. Principe de responsabilité.
b. Principe d'assurance.
c. Principe d'assistance.
d. Principe de prévoyance.
e. Principe d'universalité.

83. **Quels sont les pays dont le système de protection sociale repose principalement sur la solidarité collective ?**

a. Suède.
b. Norvège.
c. Canada.
d. États-Unis.
e. Danemark.

84. **En France, concernant la protection sociale, en quelle année a été appliqué et mis en place le principe d'universalité de la couverture maladie ?**

a. Dès la création de la sécurité sociale en 1945.
b. Dans les années 60.
c. En même temps que la mise en place de la CSG en 1991.
d. En 1999.
e. En même temps que la mise en place du RSA en 2008.

85. **Quelles sont les grandes caractéristiques du système de sécurité sociale français ?**

a. Un seul régime.
b. Une couverture maladie universelle.
c. La prise en charge du risque chômage.
d. Un seul organisme de droit public.
e. Système d'assurance obligatoire.

86. **Quelles sont les professions qui relèvent du régime général de sécurité sociale ?**

a. Salarié agricole.
b. Artisan.
c. Professions libérales.
d. Exploitant agricole.
e. Travailleur salarié d'une entreprise non agricole.

87. **En France, le régime générale de la sécurité sociale est séparé en plusieurs branches autonomes. Lesquelles ?**

a. Branche famille.
b. Branche petite enfance.
c. Branche maladie.
d. Branche retraite.
e. Branche maternité.

88. **En France, la couverture du risque « accident du travail - maladie professionnelle » :**

a. Ne concerne que le régime général de la sécurité sociale.
b. Est assurée par la branche maladie du régime général.
c. Fait l'objet d'une branche distincte.
d. Ne relève pas de la sécurité sociale.
e. Ne relève pas de la protection sociale.

89. **Parmi les prestations sociales suivantes, quelles sont celles qui sont qualifiées de prestations « en espèces » ?**

a. Remboursement d'achat de médicaments.
b. Remboursement d'une consultation médicale.
c. Indemnités journalières après accident du travail.
d. Pensions de retraite.
e. Allocations familiales.

90. **Les patients souffrant d'une pathologie relevant du dispositif « affection longue durée » (ALD) de l'assurance maladie sont exonérés :**

a. Du ticket modérateur.
b. Du forfait «18 €».
c. Du forfait hospitalier.
d. De la contribution d'un euro.
e. De toutes les dépenses de soins.

91. **Un patient souffrant d'une pathologie relevant du dispositif « affection longue durée » (ALD) de l'assurance maladie :**

a. Bénéficie d'une prise en charge à 100 % de toutes les dépenses de soins liées ou non à son ALD.
b. Dispose d'un ordonnancier bizone.
c. A fait l'objet d'un protocole de soins établi par le médecin traitant et validé par le médecin conseil de l'assurance maladie.
d. Est exonéré du ticket modérateur.
e. Est exonéré du forfait hospitalier en cas d'hospitalisation.

92. En France, en 2009, quelles sont les affections longue durée qui concernent le plus de patients ?

a. Insuffisance respiratoire chronique grave.
b. Maladie coronaire.
c. Hypertension artérielle.
d. Diabète (type 1 et 2).
e. Tumeur maligne.

Corrigés

78. abd

c : oui le qualificatif « social » caractérise cela ; e : il concerne également l'emploi. ne pas confondre avec la non prise en charge de l'emploi par la sécurité sociale !

79. abcde

80. bd

a, c sont des techniques de solidarité, e n'a rien à voir.

81. abc

d relève de la responsabilité individuelle, e n'a rien à voir.

82. bce

83. abe

c, d ont un système qui repose plutôt sur la responsabilité individuelle.

84. d

Loi sur la Couverture Maladie Universelle ou CMU.

85. be

a : de nombreux régimes ; c : l'indemnisation du chômage est réalisée par l'UNEDIC ; d : non, de très nombreux organismes de droit privé en charge d'une mission de service public.

86. e

a et d relèvent du régime agricole, b et c du régime des indépendants.

87. acd

b n'existe pas, e : le risque maternité est inclus dans la branche maladie.

88. c

89. cde

ab sont des prestations en « nature ».

90. ab

c, d : non.

91. bcd

92. cde

Chapitre 9
Les dépenses de santé

93. En France, en 2009, le montant des dépenses de santé représente, en pourcentage du produit intérieur brut (PIB), environ :

a. 9 %.
b. 10 %
c. 11 %.
d. 12 %
e. 16 %.

94. La consommation médicale totale (CMT) est un agrégat économique qui comporte, entre autres :

a. La consommation de soins et biens médicaux (CSBM).
b. La consommation de services de médecine préventive individualisée.
c. La consommation de services de médecine préventive collective.
d. La dépense courante de santé.
e. Les dépenses liées à la recherche, l'enseignement et l'administration sanitaire.

95. Au sein de la consommation médicale totale (CMT), la consommation de médecine préventive comprend les services suivants :

a. Contrôle sanitaire aux frontières.
b. Education sanitaire.
c. Médecine du travail.
d. Médecine scolaire.
e. Protection maternelle et infantile.

96. Au sein de la consommation médicale totale (CMT), la consommation de médecine préventive comprend les services suivants :

a. Campagne de vaccination anti-grippale.
b. Dépistage des cancers.
c. Dépistage du sida.
d. Programme de lutte contre l'alcoolisme.
e. Programme de lutte anti-tabac.

97. **La consommation de soins et de biens médicaux (CSBM) regroupe les dépenses suivantes :**

a. Prévention individuelle primaire.
b. Dépistage du sida.
c. Actes de biologie effectués en laboratoire de ville.
d. Transports sanitaires.
e. Soins hospitaliers.

98. **En 2009, chaque Français a dépensé en moyenne pour sa santé :**

a. Entre 500 et 1 000 euros.
b. Entre 1 000 et 1 500 euros.
c. Entre 1 500 et 2 000 euros.
d. Entre 2 000 et 2 500 euros.
e. Entre 2 500 et 3 000 euros.

99. **En 2009, l'analyse par poste de la consommation de soins et de biens médicaux (CSBM) montre que les soins hospitaliers représentent :**

a. Moins de 5 %.
b. Entre 5 et 10 %
c. Entre 10 et 20 %.
d. Entre 20 et 40 %
e. Plus de 40 %.

100. **En 2009, l'analyse par poste de la consommation de soins et de biens médicaux (CSBM) montre :**

a. Une diminution des dépenses liées à la consommation de soins de dentiste.
b. Une augmentation des dépenses liées à la consommation de soins hospitaliers.
c. Une augmentation des dépenses liées à la consommation de soins de médecins.
d. Une augmentation des dépenses liées à la consommation de médicaments.
e. Une augmentation des dépenses liées à la consommation d'analyses de laboratoire.

101. **La dépense courante de santé est un agrégat économique qui comporte :**

a. La consommation médicale totale.
b. Les services de prévention sanitaire collective.
c. Les dépenses de fonctionnement de la recherche.
d. Les dépenses de fonctionnement de l'enseignement.
e. Les dépenses de fonctionnement de l'administration sanitaire.

102. **En 2009, la dépense courante de santé s'élevait à 223,1 milliards d'euros courants. Dans ce total, la part liée aux dépenses de consommation de soins et de biens médicaux s'élève à :**

a. Moins de 5 milliards d'euros.
b. Environ 15 milliards d'euros.
c. Un peu plus de 6 milliards d'euros.
d. Près de 12 milliards d'euros.
e. Plus de 175 milliards d'euros.

103. **En 2009, la dépense courante de santé s'élevait à 223,1 milliards d'euros courants. Dans ce total, la part liée aux dépenses de prévention (individuelle et collective) :**

a. Moins de 5 milliards d'euros.
b. Environ 15 milliards d'euros.
c. Un peu plus de 6 milliards d'euros.
d. Près de 12 milliards d'euros.
e. Plus de 175 milliards d'euros.

104. **En 2009, la dépense courante de santé s'élevait à 223,1 milliards d'euros courants. Dans ce total, la part liée au paiement des indemnités journalières s'élève à :**

a. Moins de 5 milliards d'euros.
b. Environ 15 milliards d'euros.
c. Environ 6 milliards d'euros.
d. Près de 12 milliards d'euros.
e. Plus de 175 milliards d'euros.

105. **En France, le financement des dépenses de santé implique le (les) financeur(s) suivant(s) en sus de la sécurité sociale :**

a. L'État.
b. Les ménages.
c. Les mutuelles.
d. L'industrie pharmaceutique.
e. Les assurances privées.

106. En France, en 2009, la part de la sécurité sociale dans le financement des dépenses de consommation de services et de biens médicaux s'élève à :

a. Moins de 10 %.
b. De 10 à 25 %.
c. De 25 à 50 %.
d. De 50 à 75 %.
e. Plus de 75 %.

107. En France, entre 1995 et 2009, concernant l'évolution de la structure de financement de la dépense de soins et de biens médicaux, on constate :

a. Une augmentation régulière de la part sécurité sociale.
b. Une augmentation régulière de la part des organismes complémentaires.
c. Une diminution de la part des ménages.
d. Une très nette diminution de la part de l'État.
e. Une très nette diminution de la part des mutuelles.

108. En France, en 2009, la part des ménages dans le financement des dépenses de soins et de biens médicaux représente :

a. Moins de 2 %.
b. 2,5 %
c. 3,6 %.
d. 7,7 %
e. 9,4 %.

109. En France, en 2009, la part des organismes complémentaires dans le financement des dépenses de soins et de biens médicaux représente :

a. 2,5 %.
b. 3,6 %
c. 7,7 %.
d. 9,4 %
e. 13,8 %.

110. En France, en 2009, le financement des dépenses de soins et de biens médicaux implique plusieurs financeurs :
1) la sécurité sociale ;
2) l'État ;
3) les ménages ;
4) les mutuelles ;
5) les assurances privées.
Mais dans quel ordre décroissant d'importance ?

a. 2-1-3-4-5.
b. 2-3-1-4-5.
c. 3-1-2-5-4.
d. 1-2-3-5-4.
e. 1-3-4-5-2.

111. Parmi les faits suivants, quels sont ceux considérés comme des facteurs liés à l'augmentation de la demande de soins ?

a. Le niveau de protection sociale élevé.
b. L'apparition de nouvelles maladies.
c. Le fait d'habiter en milieu rural.
d. Le progrès technique.
e. Le mode d'organisation du système de soins.

112. Parmi les faits suivants, quels sont ceux considérés comme des facteurs liés à l'augmentation de l'offre de soins ?

a. Le niveau de protection sociale élevé.
b. La catégorie socio-professionnelle.
c. Le niveau d'éducation.
d. Le progrès technique.
e. Le mode d'organisation du système de soins.

113. Concernant les rapports entre l'âge et la dépense de soins, il est vrai que :

a. L'âge est un facteur causal direct de l'augmentation des dépenses.
b. L'âge s'accompagne d'une augmentation de la gravité des maladies.
c. L'âge s'accompagne d'une augmentation de la fréquence des maladies.
d. 20 % de la dépense de soins est imputable aux patients de plus de 75 ans.
e. Les patients de plus de 60 ans représentent moins d'un tiers des personnes en affection longue durée (ALD).

114. **Parmi les mesures de maîtrise des dépenses de santé, il est vrai que :**

a. La maîtrise comptable se rapporte à la notion de meilleur soin.
b. La maîtrise médicalisée vise à la délivrance de soins au moindre risque iatrogène.
c. La maîtrise comptable vise à la délivrance de soins au meilleur coût à qualité égale.
d. La maîtrise comptable prévoit une augmentation de la part restant à la charge de l'assuré.
e. La maîtrise médicalisée prévoit une augmentation des recettes par la contribution sociale généralisée.

115. **L'objectif national des dépenses d'assurance maladie :**

a. Est voté tous les 5 ans par le Parlement.
b. Est décliné en différents secteurs.
c. Est une mesure nationale sans répercussion au plan local.
d. Ne concerne par le secteur médico-social.
e. Concerne les honoraires de tous les professionnels exerçant à titre libéral en ville ou dans des établissements.

116. **Le budget global hospitalier :**

a. A remplacé la tarification à l'activité.
b. A remplacé le financement au prix de journée.
c. Est révisé annuellement par un taux directeur.
d. Est entré en vigueur depuis 2004.
e. A été remplacé par la tarification à l'activité.

117. **La tarification à l'activité est un mode de financement de l'hôpital forfaitaire basé sur :**

a. D'abord sur le nombre de jours d'hospitalisation.
b. Le recueil pour chaque séjour des actes réalisés.
c. Le recueil pour chaque séjour des diagnostics traités.
d. Ne concerne pas la chirurgie ambulatoire.
e. Ne concerne pas les soins externes.

Corrigés

93. d
11,7 % — 16 % est le montant aux États-Unis.

94. ab
c et e font partie de la dépense courante de santé.

95. cde

96. abcde

97. cde
a et b sont des dépenses de prévention individuelle comptabilisées dans la CMT.

98. e
2 775 euros.

99. e
46 %

100. acd
Diminution des soins hospitaliers, stagnation des analyses.

101. abcde

102. e

103. c

104. d

105. abce

106. e

107. b

108. e

109. e

110. e

Respectivement : 75,5 %, 9,4 %, 7,7 %, 3,6 %, 1,3 %

111. ab

Le fait d'habiter en milieu urbain, d et e sont des facteurs liés à l'augmentation de l'offre de soins.

112. de

113. bcd

L'âge n'est pas un facteur causal direct, mais indirect, on parle de concentration de maladies liée à l'âge ; les plus de 60 ans représentent plus des 2/3 des personnes en ALD.

114. bd

a et c sont de la maîtrise médicalisée, e est une mesure de maîtrise comptable.

115. be

Vote annuel ; répercussion au plan local avec un contrôle par les caisses primaires d'assurance maladie ; concerne le médico-social.

116. bce

a : non c'est le contraire ; d : non en 1983, 2004 étant l'année de mise en place de la T2A.

117. bce

a : le nombre de jours n'intervient qu'après la détermination du GHM/GHS ; la chirurgie ambulatoire est concernée par la T2A.

Chapitre 10
L'évaluation en santé

118. L'évaluation est une procédure scientifique qui comporte les étapes suivantes :

a. Formulation explicite du problème.
b. Choix d'une méthodologie.
c. Mise en œuvre de la méthodologie.
d. Analyse des résultats.
e. Diffusion des résultats.

119. L'évaluation :

a. Est seulement la mesure d'une fréquence.
b. Est en partie la mesure d'une quantité de choses réalisées.
c. Est en partie la mesure de la valeur des choses réalisées.
d. Est une démarche intuitive.
e. Est une démarche empirique.

120. Parmi les justifications à la mise en œuvre des démarches d'évaluation en santé, on cite généralement :

a. La variabilité des pratiques.
b. La nécessité d'une rationalité.
c. La raison économique.
d. La raison sécuritaire.
e. La légitimité de la décision médicale.

121. En matière d'évaluation des technologies utilisées en médecine, les critères d'évaluation sont généralement :

a. L'efficacité.
b. La sécurité.
c. Les indications.
d. Le coût financier.
e. Les conséquences.

122. **En matière d'évaluation des technologies utilisées en médecine, on cherche souvent à mesurer l'efficience. Que recouvre ce concept ?**

a. La mesure de l'efficacité.
b. La mesure de la sécurité.
c. La définition des indications.
d. La mesure du coût financier.
e. La mesure des conséquences.

123. **Selon l'Organisation Mondiale de la Santé (OMS), des soins de qualité sont des soins :**

a. Efficaces.
b. Conformes aux normes scientifiques.
c. Appropriés à l'état du patient.
d. Accessibles pour le patient.
e. Efficients.

124. **Selon l'Organisation Mondiale de la Santé (OMS), des soins de qualité sont des soins :**

a. Présentant un rapport bénéfice / risque > 1.
b. Les moins coûteux à qualité égale.
c. Entraînant la satisfaction du patient.
d. Parfaitement sûrs, sans aucun danger.
e. Au moindre risque iatrogène.

125. **Une conférence de consensus :**

a. Est une méthode de synthèse d'information.
b. Est généralement très rapide à réaliser.
c. Est justifiée lorsqu'une controverse existe sur une procédure.
d. Aboutit à des recommandations valables au moins pendant 10 ans.
e. Est généralement promue par les sociétés savantes.

126. En matière de recommandations professionnelles :

a. Les conférences de consensus permettent de faire le point sur une controverse.
b. Les recommandations pour la pratique clinique permettent de faire le point sur une controverse.
c. Les conférences de consensus font la synthèse de toute la connaissance disponible sur un sujet donné à un moment donné.
d. Les recommandations pour la pratique clinique font la synthèse de toute la connaissance disponible sur un sujet donné à un moment donné.
e. Les conférences de consensus et les recommandations pour la pratique clinique comportent une analyse de la littérature scientifique.

127. Parmi les méthodes d'évaluation en santé, on retrouve :

a. Les études coût / utilité.
b. Les conférences de consensus.
c. Les essais thérapeutiques contrôlés.
d. Les enquêtes de pratiques.
e. L'audit clinique.

128. Les cinq étapes principales de l'audit clinique sont :
1. description de la réalité,
2. analyse des écarts entre réalité et référence,
3. sélection du thème de l'évaluation,
4. élaboration des critères,
5. proposition et mise en place des mesures de correction.
Quel en est le séquencement logique ?

a. 1-2-3-4-5.
b. 3-1-4-2-5
c. 3-4-1-2-5.
d. 3-4-2-1-5
e. 1-3-4-2-5.

129. La procédure de certification des établissements de santé :

a. Est une procédure facultative.
b. Est mise en œuvre par le ministère de la santé.
c. Est basée sur l'autoévaluation conduite par les personnels de l'établissement.
d. Comporte une visite sur site par des experts.
e. About à des conclusions qui sont réservées au personnel de l'établissement.

130. **La version 2010 du référentiel de certification des établissements de santé :**

a. Est un document produit par la Haute Autorité de Santé (HAS).
b. Comporte une structuration en deux chapitres.
c. Comporte une liste de pratiques exigibles prioritaires.
d. Est organisé en plusieurs chapitres, chacun spécifique d'un domaine d'activité.
e. Propose une cotation des critères tenant compte des étapes du cycle PDCA.

131. **Les principales raisons qui justifient la mise en place de l'évaluation des pratiques professionnelles sont les suivantes :**

a. Obligations réglementaires.
b. Progrès technique.
c. Variabilité des pratiques.
d. Augmentation des dépenses de santé.
e. Obligations éthiques.

132. **Au titre de la loi Hôpital, Patient et Territoire (HPST), le développement professionnel continu a pour objectifs directs ou indirects :**

a. La maîtrise des dépenses de santé.
b. L'amélioration de la sécurité des soins.
c. Le perfectionnement des connaissances.
d. L'accréditation des professionnels.
e. La prise en compte des priorités de santé publique.

133. **Quelles sont les méthodes d'évaluation à utiliser de préférence lorsqu'on veut réaliser le bilan d'une pratique au regard d'un état de l'art ou d'un référentiel ?**

a. Maîtrise statistique des processus.
b. Analyse des processus.
c. Audit clinique ciblé.
d. Enquête de pratique.
e. Revue de pertinence des soins.

134. **Quelles sont les méthodes d'évaluation à utiliser de préférence lorsqu'on veut analyser et traiter des événements indésirables survenus au cours d'une prise en charge ?**

a. Audit clinique ciblé.
b. Revue de morbi-mortalité (RMM).
c. Analyse des modes de défaillance, de leurs effets et de leur criticité (AMDEC).
d. Programme d'amélioration continue de la qualité (PAQ).
e. Méthode de résolution de problème.

135. **La méthodologie d'une revue de morbi-mortalité comporte certaines étapes parmi les suivantes. Lesquelles ?**

a. Choix d'un thème d'analyse.
b. Élaboration d'un référentiel de pratiques.
c. Identification des défauts de soins.
d. Identification des erreurs organisationnelles.
e. Mise en place de mesures correctives.

136. **Dans le cadre d'une revue de morbi-mortalité :**

a. Un résumé anonyme du cas est présenté.
b. Les participants sont anonymes et extérieurs à l'équipe concernée.
c. Un compte rendu est rédigé qui comporte le nom des participants.
d. Un compte rendu est rédigé qui comporte la liste des événements analysés.
e. Un compte rendu est rédigé qui est conservé dans le dossier des patients concernés.

137. **La maîtrise statistique des processus est une méthode d'évaluation utilisée de préférence pour :**

a. Traiter un dysfonctionnement.
b. Réaliser le bilan d'une pratique.
c. Optimiser une prise en charge donnée.
d. Analyser un événement indésirable.
e. Surveiller un phénomène et agir en fonction du résultat.

Corrigés

118. abcde

119. bc

120. abcde
C'est le constat de la variabilité des pratiques qui a été à l'origine du mouvement de médecine fondée sur les preuves, la raison sécuritaire est un élément de la légitimité de la décision médicale.

121. abcde

122. abde
L'efficience est l'efficacité au moindre coût, le coût pouvant être exprimé en termes d'incidents sécurité ou de conséquences éventuelles sur l'organisation des soins, la qualité de vie, etc.

123. abcde

124. abce
Un soin sans aucun danger n'existe pas ; le patient doit être clairement informé des risques et consentir au soin.

125. ac
Processus complexe de longue durée, recommandations valables au maximum 3 ans, divers organismes publics et privés peuvent promouvoir une conférence de consensus.

126. ade

127. abcde

128. c

129. cd

130. abce

131. abcde

132. abcde

133. cde

134. be

135. cde

136. acd

137. e

Chapitre 11
La sécurité sanitaire

138. Comment appelle-t-on tout ce qui peut compromettre la sécurité ou l'existence de quelqu'un ou de quelque chose ?

a. Un risque.
b. Un incident.
c. Un accident.
d. Un danger.
e. Une menace.

139. Un risque :

a. Correspond à la probabilité de survenue d'un événement donné.
b. Peut être estimé par une fréquence.
c. Est aussi caractérisé par la gravité des effets de l'événement.
d. Est un facteur déclenchant qui libère un danger pour provoquer un incident.
e. Est un événement imprévu qui a eu des conséquences indésirables.

140. La norme EN 1441 définit 6 niveaux de fréquence d'apparition d'un risque parmi lesquels on retrouve :

a. Rare.
b. Occasionnel.
c. Improbable.
d. Incroyable.
e. Discutable.

141. Selon la norme EN 1441, lorsqu'un incident peut se produire au moins une fois, on dit qu'il est :

a. Fréquent.
b. Occasionnel.
c. Probable.
d. Rare.
e. Improbable.

142. **Selon la norme EN 1441, lorsqu'un incident pourra se produire au moins une fois, on dit qu'il est :**

a. Fréquent.
b. Occasionnel.
c. Probable.
d. Rare.
e. Improbable.

143. **À l'origine des différentes crises sanitaires qui ont émaillé l'histoire récente nationale et internationale, on retrouve :**

a. Des dysfonctionnements des organisations de soins et de santé.
b. L'utilisation de certains produits de santé.
c. Des comportements, habitudes de vie ou conduites à risque.
d. L'exposition à des agents infectieux.
e. L'exposition à des substances radioactives.

144. **Le principe de précaution s'énonce comme une principe selon lequel :**

a. Il est plus prudent de ne pas consommer un aliment reconnu comme nocif.
b. Il est normal de ne pas s'exposer aux facteurs de risque reconnus de maladie.
c. Il est important de respecter les règles élémentaires d'hygiène.
d. L'absence de certitudes ne doit pas retarder l'adoption de mesures de protection.
e. La mise en place d'actions ne doit pas attendre d'avoir tous les résultats d'expertise.

145. **Parmi les grands principes sur lesquels reposent les valeurs sociales de la sécurité sanitaire, on retrouve principalement :**

a. La transparence.
b. L'indépendance.
c. L'impartialité.
d. La précaution.
e. L'évaluation.

146. **En France, le renforcement de la veille sanitaire et du contrôle sanitaire des produits destinés à l'homme :**

a. Est l'objectif de la loi du 1er juillet 1998.
b. Unifie les fonctions d'évaluation et de police sanitaire.
c. Prévoit l'exercice de la fonction d'évaluation indépendante de la tutelle économique.
d. Met en place un dispositif global de surveillance.
e. Unifie au sein d'une seule agence la gestion des risques propres à chaque domaine.

147. **La loi du 1er juillet 1998 a été à l'origine de la mise en place :**

a. Du comité national de santé publique.
b. De l'institut de veille sanitaire.
c. De l'établissement français du sang.
d. De l'agence de biomédecine.
e. De l'agence française de sécurité sanitaire des produits de santé.

148. **En France, le dispositif de sécurité sanitaire est fondé sur les principes suivants :**

a. Une expertise scientifique forte.
b. Une capacité d'alerte rapide.
c. Une transparence des processus décisionnels.
d. Une autonomie juridique des agences.
e. Une indépendance par rapport aux intérêts économiques sectoriels.

149. **En France, le dispositif de pharmacovigilance :**

a. Concerne les essais thérapeutiques médicamenteux de phase III.
b. Intervient avant la commercialisation du médicament.
c. Associe désormais les patients à la déclaration des effets indésirables.
d. S'occupe de réévaluer le rapport bénéfice-risque des médicaments commercialisés.
e. S'occupe de réévaluer le service médical rendu des médicaments commercialisés.

150. **Le dispositif de vigilance sanitaire concerne :**

a. Les médicaments et produits à usage humain.
b. Les produits sanguins labiles.
c. Les dispositifs médicaux.
d. Les réactifs de laboratoire.
e. Les produits cosmétiques.

151. La biovigilance concerne la vigilance :

a. Des produits de tatouage.
b. Des produits d'alimentation bio.
c. Des médicaments de biothérapie.
d. Des organes, tissus, cellules et produits thérapeutiques annexes.
e. Des médicaments dérivés du sang.

152. Parmi les agences suivantes du dispositif de « sécurité sanitaire », quelle(s) est(sont) celle(s) qui a(ont) une compétence de police sanitaire ?

a. EFS.
b. IRSN.
c. AFSSAPS.
d. InVS.
e. ABM.

Corrigés

138. d

139. abc

140. abcd

141. c

142. b

143. abcde

144. de

145. abcde

146. acd

147. abce

148. abcde

149. c

150. abcde

151. d

152. c

Chapitre 12
Les données de santé

153. **Les caractéristiques fonctionnelles classiquement décrites du dossier du patient sont :**

a. Outil de traçabilité.
b. Usage médico-légal.
c. Support de la continuité des soins.
d. Usage médical exclusif.
e. Non communicable directement au patient.

154. **Les pièces constitutives du dossier du patient, telles que définies dans le code de la santé publique sont, en particulier :**

a. La lettre d'admission.
b. Les conclusions de l'évaluation clinique initiale.
c. Le dossier de soins infirmiers.
d. Les informations relatives aux soins dispensés par les autres professionnels de santé.
e. Le compte rendu d'hospitalisation.

155. **La Haute Autorité de Santé a rendu obligatoire en 2008, dans la procédure de certification des établissements de santé, le recueil et la transmission de données qui lui permettent de calculer les indicateurs et de suivre leur évolution dans le temps. Ces indicateurs sont :**

a. Qualité de la tenue du dossier du patient.
b. Délai d'envoi du courrier de fin d'hospitalisation au médecin traitant.
c. Eléments liés au dépistage de troubles nutritionnels.
d. Traçabilité de l'évaluation de la douleur.
e. Traçabilité de l'évaluation du risque d'infection nosocomiale.

156. **Le dossier du patient :**

a. Doit être obligatoirement constitué en établissement de santé public ou privé.
b. Fait l'objet d'une évaluation de sa tenue dans le cadre de la certification HAS.
c. Contient des pièces dont la liste est définie par le règlement intérieur de chaque établissement de santé.
d. Ne peut être communiqué au patient que par l'intermédiaire du médecin traitant.
e. N'est constitué de façon obligatoire que pour les patients hospitalisés et non pas pour ceux de consultation.

157. **La qualité de la tenue du dossier du patient a des conséquences démontrées sur :**

a. La continuité des soins.
b. La coordination des professionnels de santé.
c. La sécurité des soins.
d. La qualité de la décision médicale.
e. Le coût final de la prise en charge.

158. **Selon les termes de la loi du 4 mars 2002 :**

a. Toute personne a le droit d'être informée sur son état de santé.
b. La volonté d'une personne d'être tenue dans l'ignorance doit être respectée.
c. Seul le médecin décide les actions à prendre concernant la santé du patient.
d. La personne de confiance choisie par le patient ne peut pas être un médecin.
e. Le compte-rendu d'hospitalisation ne doit pas être remis directement au patient.

159. **Parmi les données suivantes quelles sont celles dites nominatives indirectes ?**

a. Nom marital.
b. Numéro de sécurité sociale.
c. Numéro administratif d'hospitalisation.
d. Date de naissance.
e. Catégorie socio-professionnelle.

160. Parmi les données suivantes quelles sont celles dites nominatives directes ?

a. Nom patronymique.
b. Numéro identifiant de référence.
c. Sexe.
d. Âge.
e. Groupe sanguin.

161. En matière de respect de la vie privée, quatre éléments doivent obligatoirement faire l'objet d'une description. Il s'agit :

a. Liste des données.
b. Nature des traitements opérés.
c. Type de matériel utilisé.
d. Nature des fichiers constitués.
e. Responsable du traitement des données.

162. De façon générale, sans préjuger de la finalité du traitement des données, il est interdit de collecter des informations de nature :

a. Médicale.
b. Sociale.
c. Religieuse.
d. Politique.
e. Ethnique.

163. Le traitement informatisé des données a des propriétés qui sont considérées comme des menaces potentielles de leur protection. Il s'agit :

a. Intégrité des accès.
b. Confidentialité des accès.
c. Structuration des données.
d. Interconnexion.
e. Portabilité.

164. La commission nationale informatique et libertés (CNIL) est :

a. Une agence sanitaire.
b. Une agence de l'État.
c. Une autorité administrative indépendante de l'État.
d. À l'origine de la loi Informatique, Fichiers et Libertés (IFL).
e. Chargée de veiller au respect de la loi IFL.

165. **La loi n° 78-17 du 6 janvier 1978 prévoit la déclaration de tout fichier informatisé :**

a. Anonyme ou non.
b. Contenant des informations médicales.
c. Contenant ou non des données médicales.
d. Contenant des données directement nominatives.
e. Contenant des données directement ou indirectement nominatives.

166. **La loi n° 78-17 du 6 janvier 1978 prévoit lors de la déclaration d'un fichier informatisé la spécification :**

a. Des objectifs exacts de la constitution de ce fichier.
b. De l'organisme conservant les données.
c. De l'organisme producteur des données.
d. De l'organisme contrôlant le droit d'accès.
e. Des mesures utilisées pour protéger les informations.

167. **La loi n° 78-17 du 6 janvier 1978 prévoit lors de la déclaration d'un fichier informatisé la spécification :**

a. Des principales fonctions de la constitution de ce fichier.
b. Des mesures garantissant la confidentialité des accès.
c. Des catégories d'informations traitées.
d. Des différents utilisateurs autorisés.
e. De toute connexion ou intention de connexion avec d'autres banques de données.

168. **La loi n° 78-17 du 6 janvier 1978 relative à l'informatique, aux fichiers et aux libertés a été modifiée en 2004 par un ou plusieurs des éléments suivants :**

a. Allègement des droits de la personne.
b. Renforcement des formalités de déclaration.
c. Allègement des contraintes pour les transferts de données hors union européenne.
d. Mise en place du correspondant informatique et libertés.
e. Extension des pouvoirs de la CNIL en matière de sanctions.

169. La loi n° 78-17 du 6 janvier 1978 relative à l'informatique, aux fichiers et aux libertés prévoit une responsabilisation des personnes fichées, en leur reconnaissant :

a. Le droit à l'information préalable.
b. Le droit à l'impartialité.
c. Le droit de curiosité.
d. Le droit de rectification.
e. Le droit à la transparence.

170. La loi n° 78-17 du 6 janvier 1978 relative à l'informatique, aux fichiers et aux libertés prévoit une responsabilisation des personnes fichées, en leur reconnaissant tous les droits suivants, sauf un, lequel :

a. Le droit d'accès direct.
b. Le droit d'accès indirect.
c. Le droit d'opposition.
d. Le droit à l'oubli.
e. Le droit à l'anonymat.

171. Parmi les mesures suivantes en matière de protection des données informatisées, quelles sont celles de nature physique ?

a. Utilisation d'une carte à microprocesseur.
b. Matériel informatique installé dans une salle sécurisée.
c. Alimentation électrique ondulée.
d. Copies de sauvegarde stockées dans des lieux différents.
e. Chiffrement des communications.

172. Parmi les mesures suivantes en matière de protection des données informatisées, quelles sont celles de nature logique ?

a. Utilisation d'une carte à microprocesseur.
b. Utilisation d'un firewall.
c. Définition d'une matrice des droits d'accès.
d. Journalisation et analyse des connexions.
e. Chiffrement des communications.

173. Parmi les mesures suivantes en matière de protection des données informatisées, quelles sont celles qui ne sont pas de nature organisationnelle ?

a. Pédagogie de la sécurité informatique.
b. Installation d'un firewall.
c. Identification et authentification des utilisateurs.
d. Protection des équipements contre les principaux risques.
e. Chiffrement des échanges électroniques.

174. **Les principales fonctions remplies par la carte du professionnel de santé (CPS) sont :**

a. Identification du titulaire de la carte.
b. Identification de la spécialité médicale du titulaire de la carte.
c. Anonymisation du titulaire de la carte.
d. Anonymisation des transactions.
e. Chiffrement des messages.

175. **La signature électronique des opérations ou traitements informatiques :**

a. Est propre au domaine médical.
b. Ne peut se faire sans l'utilisation d'une carte à microprocesseur.
c. Permet seulement d'identifier le signataire.
d. Permet seulement d'authentifier le signataire.
e. Permet de chiffrer le message.

176. **Sur une carte de professionnel de santé, figurent de façon apparente et intelligible :**

a. L'identification du titulaire de la carte.
b. La profession du titulaire de la carte.
c. La date de fin de validité de la carte.
d. La spécialité du titulaire de la carte.
e. Aucune donnée nominative ne figure sur la carte.

177. **Une carte de professionnel de santé comporte une zone mémoire dans laquelle sont stockées les données suivantes :**

a. L'identification du titulaire de la carte.
b. La profession du titulaire de la carte.
c. La date de fin de validité.
d. La spécialité du titulaire de la carte.
e. Les données techniques utiles à la signature électronique.

Corrigés

153. abc

154. abcde

155. abcd

156. ab

157. abcde

Un dossier structuré bien tenu avec des informations claires, mises à jour, partagé entre tous les acteurs de la prise en charge évite, par exemple, la redondance d'examens ou la prescription d'examens inutiles.

158. ab

159. cde

160. ab

161. abde

162. abcde

163. cde

164. ce

165. e

La nature des données importe peu. Ce qui importe est le caractère directement ou indirectement nominatif.

166. abcde

167. abcde

168. de

169. acd

170. e

171. bcd

172. ace

173. bcde

174. abe

175. b

Domaine bancaire, possibilité d'utiliser un certificat logiciel, identifier et authentifier l'auteur du message, le chiffrement n'est pas le fait de la signature électronique.

176. abc

177. abcde

Chapitre 13
La télémédecine

178. **En France, la pratique d'un acte de téléconsultation s'inscrit désormais dans un cadre législatif. Lequel ?**

a. Article spécifique du code de déontologie.
b. Simple circulaire ministérielle.
c. Décret d'application de la loi du 4 mars 2002.
d. Décret d'application de la loi du 9 août 2004.
e. Décret d'application de la loi du 21 juillet 2009.

179. **Sur le plan réglementaire, tout acte de télémédecine doit être réalisé dans des conditions respectant :**

a. L'anonymat du patient.
b. L'anonymat du professionnel de santé.
c. L'authentification du professionnel de santé.
d. Le consentement libre et éclairé du patient.
e. La traçabilité complète du déroulement de l'acte dans le dossier du patient.

180. **En matière de télémédecine, quel terme désigne l'acte qui a pour objet l'interprétation à distance de données nécessaires au suivi médical d'un patient ?**

a. Téléconsultation.
b. Téléréunion.
c. Télésurveillance.
d. Téléexpertise.
e. Téléassistance.

181. **En matière de traçabilité des actes de télémédecine, les dispositions légales prévoient que dans le dossier patient soient portées les informations suivantes :**

a. L'identité de tous les professionnels de santé participant à l'acte.
b. La date et l'heure de l'acte.
c. La nature des actes et autres prescriptions effectués.
d. Le cas échéant, les incidents techniques survenus.
e. Le compte rendu de la réalisation de l'acte.

182. En matière de gestion des urgences neurochirurgicales au sein d'un territoire de santé, de nombreux dispositifs de téléexpertise (ou de téléconcertation) ont été mis en place entre plusieurs établissements. Les principaux avantages d'une telle application tels que rapportés par les acteurs de santé sont :

a. D'éviter des transferts médicalisés inutiles.
b. D'orienter le patient vers le plateau technique le plus approprié et disponible.
c. D'assurer les médecins urgentistes et réanimateurs d'un avis spécialisé permanent.
d. De réduire les coûts liés à la réalisation d'actes d'imagerie neurologique.
e. De permettre une intervention chirurgicale à distance.

183. Aujourd'hui, la télésurveillance à domicile concerne principalement le suivi médical :

a. De patients atteints d'hypertension artérielle sévère.
b. Des suites d'accouchement.
c. De patients insuffisants cardiaques.
d. De patients porteurs d'un défibrillateur automatique implantable.
e. De patients atteints d'insuffisance respiratoire chronique.

Corrigés

178. e

Il s'agit du décret du 19 octobre 2010.

179. cde

Les règles qui s'appliquent à un acte de télémédecine sont identiques à celles qui s'appliquent à tout acte médical.

180. c

La téléexpertise est un acte d'interprétation des données d'un patient acquises et transmises par un professionnel à un autre.

181. abcde

La traçabilité d'un acte de télémédecine est strictement identique à celle de tout acte médical.

182. abc

L'avis est porté sur les examens radiologiques et l'évolution clinique rapportés par l'équipe distante. dans certains cas d'urgences neurologiques, ce n'est pas la réalisation à distance de l'acte mais la guidance d'un opérateur sur place depuis le site distant.

183. acde

Il s'agit plutôt du suivi médical des grossesses à risque, avant accouchement.

La santé publique européenne

Chapitre 14
Traité sur l'Union européenne et santé publique

Chronologie des traités européens

184. Quel traité a attribué aux instances européennes une compétence en matière de santé publique ?

a. Le traité de Rome de mars 1957.
b. L'Acte Unique européen de Luxembourg de février 1986.
c. Le traité de Maastricht de février 1992.
d. Le traité modificatif de Lisbonne de décembre 2007.
e. Les items a, b, c, et d sont faux.

Interprétation de l'article 168 du traité

X **185.** Selon l'article 168 du traité, quel est l'objectif fondamental de la santé publique européenne ?

a. La prévention des maladies et affections humaines.
b. Un niveau élevé de protection de la santé humaine.
c. La lutte contre les grands fléaux pour la santé.
d. La surveillance des menaces transfrontières graves pour la santé.
e. Les items a, b, c et d sont faux.

186. À quels éléments correspond le principe de subsidiarité ?

a. Une démarche provisoire.
b. Une insuffisance de l'intervention étatique.
c. Une reconnaissance de compétences secondaires.
d. Une plus-value de l'action européenne.
e. Les items a, b, c et d sont faux.

187. **Quelle mission de santé publique relève de la compétence de l'Union européenne ?**

a. L'alerte précoce face à des urgences de nature internationale.
b. L'organisation des dispositifs sanitaires.
c. L'identification des besoins prioritaires de santé.
d. La gestion des risques sanitaires.
e. Les items a, b, c et d sont faux.

188. **Quels sont les grands problèmes de santé publique communs aux États membres de l'Union européenne ?**

a. La lutte contre de grands fléaux pour la santé.
b. L'éducation à la santé.
c. La qualité et la sécurité des transplantations d'organes et des transfusions.
d. La réduction des effets nocifs de la drogue.
e. Les items a, b, c et d sont faux.

Corrigés

184. c

Jusqu'en 1992, l'Europe s'est structurée à partir de Communautés à vocation économique.
Depuis le premier traité sur l'Union européenne, signé à Maastricht en février 1992, les nouvelles attributions conférées à l'Europe s'étendent à des domaines ignorés jusqu'alors, dont la santé publique.

185. b

L'action prioritaire de l'Union européenne porte sur une protection maximale de la santé humaine et les autres mesures s'y réfèrent.

186. bd

La subsidiarité s'applique dans les cas de compétences partagées et répond à la question « qui fait quoi », pour une meilleure efficacité possible.

187. a

Selon le traité, la compétence partagée entre l'Union européenne et ses États membres se limite à des enjeux communs de sécurité sanitaire et l'Union n'interfère en aucune façon dans les prérogatives nationales concernant l'organisation des soins de santé.

188. acd

Chapitre 15
Acteurs de l'Union européenne en matière de santé publique

Institutions

189. Combien d'institutions composent, d'une part, le volet législatif, et d'autre part, le volet exécutif de l'Union européenne dans le domaine de la santé publique ?

a. 3.
b. 4.
c. 5.
d. 6.
e. Les items a, b, c et d sont faux.

190. Quelle institution de l'Union européenne fixe les orientations générales intéressant la santé publique ?

a. La Commission européenne.
b. Le Conseil de l'Union.
c. Le Parlement européen.
d. Le Comité économique et social.
e. Les items a, b, c et d sont faux.

191. Quelle institution de l'Union européenne élabore les propositions de « lois communautaires » relatives à la santé publique ?

a. Le Parlement européen.
b. Le Conseil européen.
c. Le Conseil de l'Union.
d. La Commission européenne.
e. Les items a, b, c et d sont faux.

192. Quel « duo institutionnel » adopte les Règlements, Directives et Décisions applicables à la santé publique ?

a. La Commission européenne/le Conseil de l'Union.
b. Le Conseil européen/le Parlement européen.
c. Le Conseil de l'Union/le Parlement européen.
d. La Commission européenne/le Parlement européen.
e. Les items a, b, c et d sont faux.

193. **Par quelle procédure sont adoptées les règles communautaires au sujet de la santé publique ?**

a. La codécision.
b. L'avis conforme.
c. La coopération.
d. La consultation.
e. Les items a, b, c et d sont faux.

Agences

194. **Combien d'agences communautaires remplissent des tâches à caractère technique, scientifique ou d'expertise au profit de la santé publique européenne ?**

a. 2.
b. 3.
c. 4.
d. 5.
e. Les items a, b, c, et d sont faux.

Corrigés

189. e

La réponse est à mettre en relation avec celles sous numéros 190, 191, et 192.
Deux institutions forment le volet législatif et deux autres, le volet exécutif de l'Union européenne au sujet de la santé publique.

190. e

Le volet exécutif de l'Union européenne se compose de deux institutions, dont le Conseil européen, enceinte politique dans laquelle les chefs d'État ou de gouvernement définissent les grandes orientations des politiques ou actions communautaires et déterminent les impulsions nécessaires en vue de les mener à bonne fin.

191. d

Considérée comme le « moteur de l'Union », la Commission européenne est la deuxième institution du volet exécutif.
Au service de l'intérêt général, indépendante des gouvernements nationaux, elle exerce son droit d'initiative par la préparation des propositions de « lois communautaires ».

192. c

La fonction législative de l'Union européenne s'exerce à travers deux institutions : le Conseil de l'Union, dont les ministres représentent les intérêts nationaux et le Parlement européen, dont les députés expriment la volonté démocratique des populations.

193. a

La codécision, procédure législative ordinaire, met les deux institutions impliquées dans le processus législatif sur un pied d'égalité, même s'il revient au Conseil de l'Union de décider en dernier ressort.

194. d

Les Agences communautaires compétentes en santé publique sont au nombre de cinq : l'Agence européenne des médicaments, l'Agence européenne pour la santé et la sécurité au travail, le Centre européen pour la prévention et le contrôle des maladies, l'Observatoire européen des drogues et des toxicomanies, l'Agence exécutive pour la santé et les consommateurs.

Chapitre 16
Aperçu des activités de santé publique conduites par l'Union européenne

195. Dans quels cas l'Union européenne intervient-elle afin d'accomplir ses missions de santé publique ?

a. La résolution de problèmes communs aux États membres.
b. La nécessité de réorganiser des systèmes de soins et de modifier des règles d'éthique.
c. La réponse uniforme à des pandémies.
d. L'instauration de normes uniques de qualité et de sécurité.
e. Les items a, b, c et d sont faux.

196. À quels types de financement s'appliquent les Fonds européens destinés à la santé publique ?

a. La création de systèmes d'alerte rapide en réponse à des urgences sanitaires.
b. Les formations initiale et continue des professionnels de santé.
c. La promotion de modes de vie sains et les actions contre les addictions.
d. L'échange de connaissances et de bonnes pratiques.
e. Les items a, b, c et d sont faux.

Corrigés

195. acd

En application des dispositions du traité, l'Union européenne ne s'immisce pas dans les politiques sanitaires nationales, ni dans les législations des États au sujet de la déontologie.

196. b

Les Fonds européens ne peuvent, d'aucune façon, servir au financement des formations des professionnels de santé, uniquement à la charge des États membres.

Chapitre 17
Stratégie de l'Union européenne en matière de santé publique

Le programme d'action communautaire intégré

197. À quelle période s'applique le deuxième programme intégré d'action communautaire dans le domaine de la santé ?

a. 2007-2012.
b. 2008-2013.
c. 2009-2014.
d. 2010-2015.
e. Les items a, b, c et d sont faux.

198. Quelles sont les causes de morbidité, en nombre d'années de vie corrigées du facteur d'invalidité, prises en compte par la santé publique européenne ?

a. Les maladies non transmissibles.
b. Les blessures et les empoisonnements.
c. Les maladies neuro-dégénératives.
d. Les maladies transmissibles.
e. Les items a, b, c, et d sont faux.

199. Parmi les problèmes de santé, quels sont ceux considérés comme impératifs prioritaires par l'Union européenne ?

a. Les maladies cérébrovasculaires.
b. Les cardiopathies ischémiques.
c. Les maladies pulmonaires chroniques.
d. Le cancer du poumon.
e. Les items a, b, c et d sont faux.

200. Quelles sont les principales valeurs communes partagées au sein de l'Union européenne en matière de santé ?

a. L'universalité.
b. L'équité.
c. La solidarité.
d. L'accès à des soins de qualité.
e. Les items a, b, c, et d sont faux.

Vers un espace européen de la santé

201. Quelle contribution peut apporter la « santé en ligne » ?

a. Une baisse des erreurs médicales.
b. Une réduction des coûts de gestion.
c. Une diminution des soins non justifiés.
d. Un échange de bonnes pratiques.
e. Les items a, b, c et d sont faux.

X **202.** Quels sont les dispositifs prévus par l'Union européenne afin de prévenir et de lutter contre les infections associées aux soins (IAS) ?

a. Imaginer des procédés capables d'éviter les événements indésirables.
b. Surveiller les établissements de soins et assurer la maîtrise des actes chirurgicaux.
c. Partager des expériences et des meilleures pratiques en matière de médication et de chirurgie.
d. Inciter à organiser des formations adaptées pour les personnels de santé.
e. Les items a, b, c et d sont faux.

X **203.** Comment l'Union européenne envisage-t-elle de garantir la qualité et la sécurité des soins de santé transfrontaliers ?

a. Par des accords sur les remboursements des frais médicaux.
b. Par l'organisation de la libre circulation des patients.
c. Par une protection standardisée des données personnelles.
d. Par la reconnaissance de la validité des prescriptions médicales quel que soit le lieu de leur établissement.
e. Les items a, b, c et d sont faux.

204. Comment s'intitulent les Comités scientifiques de l'Union européenne pour la sécurité des consommateurs, la santé publique et l'environnement ?

a. Le Comité scientifique pour la sécurité des consommateurs.
b. Le Comité scientifique pour l'évaluation de l'innocuité des additifs alimentaires.
c. Le Comité scientifique pour la définition des nanomatériaux.
d. Le Comité scientifique des risques sanitaires et environnementaux.
e. Le Comité scientifique des risques sanitaires émergents et nouveaux.

Corrigés

197. b

La plupart des programmes d'action de l'Union européenne ont un caractère pluriannuel et celui en application pour la santé publique couvre la période 2008-2013.

198. abd

Les causes de morbidité en ACVI sont au nombre de trois : les maladies non transmissibles, les blessures et empoisonnements, ainsi que les maladies transmissibles.

199. abcd

L'Union européenne estime qu'il existe sept problèmes majeurs de santé.

En plus des quatre problèmes figurant en réponse exacte au présent QCM, il s'agit : des troubles dépressifs unipolaires, des troubles liés à l'abus d'alcool et des traumatismes consécutifs à des accidents de la circulation.

200. abcd

En 2006, le Conseil de l'Union a adopté une Déclaration comportant la reconnaissance de quatre valeurs fondamentales auxquelles se réfère la stratégie européenne en matière de santé publique.

201. bcd

Sans remettre en cause la qualité des soins, la « santé en ligne » offre des solutions en présence d'une nécessaire compression de certaines dépenses de santé.

202. acd

L'intervention de l'Union européenne se concentre sur la prévention et ne s'ingère pas dans des processus, mis en place en milieu hospitalier.

203. acd

204. ade

Chapitre 18
Les réactions aux menaces pour la santé

Le principe de précaution

205. À partir de quel traité le principe de précaution est-il devenu une norme de droit européen ?

a. Le traité de Rome de mars 1957.
b. Le traité de Maastricht de février 1992.
c. Le traité de Nice de février 2001.
d. Le traité modificatif de Lisbonne de décembre 2007.
e. Les items a, b, c et d sont faux.

206. Combien de facteurs sont nécessaires pour déclencher le recours au principe de précaution ?

a. 2.
b. 4.
c. 5.
d. 6.
e. Les items a, b, c et d sont faux.

207. À quel nombre de règles spécifiques et d'exigences de bonne gestion doit répondre la mise en œuvre du principe de précaution ?

a. 5 règles spécifiques et 3 exigences de bonne gestion.
b. 2 règles spécifiques et 4 exigences de bonne gestion.
c. 4 règles spécifiques et 2 exigences de bonne gestion.
d. 3 règles spécifiques et 5 exigences de bonne gestion.
e. Les items a, b, c et d sont faux.

Les maladies transmissibles

208. Quel pourcentage de la « population à risque », doivent couvrir les plans de vaccination nationaux contre la grippe saisonnière avant l'hiver 2014 – 2015 ?

a. 60 %.
b. 65 %.
c. 70 %.
d. 75 %.
e. Les items a, b, c et d sont faux.

209. Dans la préparation aux urgences sanitaires, que doit comporter la gestion de l'information à l'échelle de l'Union européenne ?

a. L'identification des dangers.
b. L'examen du bon fonctionnement de la coopération entre les divers secteurs concernés.
c. La vérification de l'évolution de l'urgence.
d. La détermination des ressources à mobiliser pour faire face à l'urgence.
e. Les items a, b, c et d sont faux.

210. Dans la préparation aux urgences sanitaires, à quelles exigences doit répondre la communication de l'Union européenne ?

a. Le passage de l'information par des canaux préservés.
b. La diffusion de messages précis par les seules autorités publiques.
c. La sensibilisation du grand public par des techniques de communication traditionnelles.
d. La définition des possibilités de réaction.
e. Les items a, b, c et d sont faux.

211. Dans la préparation aux urgences sanitaires, sur quels types de structures, l'Union européenne peut-elle s'appuyer afin d'enrayer la contamination des populations ?

a. Des structures de liaison.
b. Des structures de direction.
c. Des structures de contrôle.
d. Des structures de coopération.
e. Des structures de réaction.

212. **Comment se répartissent les phases d'une pandémie de grippe, entre la période interpandémique, la période d'alerte pandémique, la période d'alerte à la pandémie et la période de pandémie ?**

a. 2 – 1 – 1 – 2.
b. 1 – 2 – 2 – 1.
c. 2 – 1 – 2 – 1.
d. 1 – 1 – 2 – 2.
e. Les items a, b, c et d sont faux.

213. **Sur quelles maladies agit le réseau de surveillance et de contrôle des maladies transmissibles ?**

a. Les maladies sexuellement transmissibles.
b. Les infections nosocomiales.
c. Les hépatites virales.
d. Les maladies vectorielles.
e. Les items a, b, c et d sont faux.

X **214.** **En présence d'un danger pour la santé publique, quelles obligations s'imposent aux États membres, en vertu du système d'alerte précoce et de réaction de l'Union européenne ?**

a. La notification des foyers de maladies transmissibles détectés.
b. La notification des manifestations pathologiques des maladies transmissibles.
c. La notification de l'apparition ou de la résurgence d'agents infectieux.
d. La notification des contre-mesures envisagées ou appliquées contre les agents pathogènes.
e. Les items a, b, c et d sont faux.

215. **Combien de niveaux d'activation comporte le système d'alerte précoce et de réaction de l'Union européenne, pour la prévention et le contrôle des maladies transmissibles ?**

a. 2.
b. 3.
c. 4.
d. 5.
e. Les items a, b, c et d sont faux.

La lutte contre le VIH/SIDA

216. En quelle année a été mise en place la première stratégie de lutte contre le VIH/SIDA ?

a. 2002.
b. 2003.
c. 2004.
d. 2005.
e. Les items a, b, c et d sont faux.

217. Dans le cadre de la stratégie de lutte contre le VIH/SIDA pour la période 2009 – 2013, quels sont les objectifs globaux poursuivis ?

a. La réduction du nombre de nouvelles infections.
b. L'optimisation de l'accès à la prévention.
c. La gratuité des traitements antirétroviraux.
d. L'amélioration de la qualité de vie des séropositifs et de leurs entourages.
e. Les items a, b, c et d sont faux.

218. Quelles formes de coopération privilégie l'Union européenne contre la prolifération de l'infection par le VIH dans les pays voisins ?

a. Des accueils de séropositifs dans des structures hospitalières des pays de l'Union européenne.
b. Des transferts de bonnes pratiques de prévention et de traitement.
c. Des échanges de savoir-faire entre médecins, infirmiers (ères) et spécialistes en santé publique.
d. Des partages de données probantes entre professionnels de santé.
e. Les items a, b, c et d sont faux.

219. Selon l'Union européenne, à quels groupes prioritaires doivent s'appliquer des dépistages précoces contre le VIH/SIDA ?

a. Les homosexuels.
b. Les hétérosexuels aux multiples partenaires.
c. Les migrants issus de contrées à forte prévalence.
d. Les consommateurs de drogues.
e. Les items a, b, c et d sont faux.

Les maladies graves et chroniques

X **220.** Contre quelles maladies graves et chroniques, l'Union européenne préconise-t-elle des actions pour en réduire les facteurs de risque ?

a. Les maladies cardiovasculaires.
b. Les cancers.
c. Les affections neuro-dégénératives.
d. Les affections du métabolisme.
e. Les maladies professionnelles.

La lutte contre le bioterrorisme

221. D'après l'Union européenne, de quels moyens doivent disposer les autorités sanitaires nationales en vue d'une préparation efficace contre d'éventuelles attaques bioterroristes ?

a. La création de dispositifs de notification rapide.
b. La familiarisation des cliniciens aux syndromes suite aux contacts avec des agents à dissémination délibérée.
c. Des contrôles du commerce d'agents biologiques ou chimiques susceptibles de dissémination.
d. L'attribution aux laboratoires de capacités de réponse à des agents à haut risque.
e. Les items a, b, c et d sont faux.

X **222.** Quels sont les objectifs du programme « BICHAT » contre le bioterrorisme, instauré par le Comité de sécurité sanitaire de l'Union européenne ?

a. L'échange d'informations sur les menaces.
b. La disponibilité de capacités de détection d'agents malfaisants.
c. La mise en place d'une banque de données sur les réserves de médicaments.
d. La définition de règles en vue d'une réponse efficace à des attaques.
e. Les items a, b, c et d sont faux.

La qualité et la sécurité des transfusions et des transplantations

223. **Quelles sont les démarches de sensibilisation à adopter par les États membres de l'Union européenne en vue d'encourager le don du sang ?**

a. Démontrer les avantages des dons de sang pour les patients.
b. Rechercher les raisons du refus du don de sang.
c. Informer sur la nécessité d'assurer l'autosuffisance en sang.
d. Renseigner sur la possibilité de retrait du processus de don.
e. Les items a, b, c et d sont faux.

224. **Quelles sont les obligations des États membres de l'Union européenne au sujet de l'admissibilité des donneurs de sang ?**

a. Garantir la traçabilité des dons.
b. Limiter les quantités des prélèvements de sang.
c. Fixer des intervalles entre chaque don.
d. Encourager le don volontaire et gratuit.
e. Les items a, b, c et d sont faux.

225. **Dans la perspective d'une accréditation, quelles sont les informations à fournir aux autorités sanitaires nationales par les établissements de transfusion sanguine ?**

a. L'identification de l'institution.
b. Les qualifications de la personne responsable.
c. Le descriptif du système de qualité.
d. La manière de gérer les bonnes pratiques.
e. Les items a, b, c et d sont faux.

226. **En matière de transplantations de cellules et tissus d'origine humaine, en quoi consiste la compétence de l'Union européenne ?**

a. Définir des règles éthiques.
b. Réguler l'utilisation des cellules d'origine humaine.
c. Garantir un niveau élevé de qualité et de sécurité.
d. Concevoir un système de notification des réactions indésirables graves.
e. Les items a, b, c et d sont faux.

227. Combien y a-t-il de priorités, d'une part, et d'enjeux, d'autre part, dans le plan d'action sur le don et la transplantation pour la période 2009 – 2015 ?

a. 5 priorités et 3 enjeux.
b. 3 priorités et 10 enjeux.
c. 10 priorités et 3 enjeux.
d. 4 priorités et 2 enjeux.
e. Les items a, b, c et d sont faux.

X **228.** Quelles sont les prescriptions rigoureuses de qualité et de sécurité, spécifiquement applicables à l'étape du don d'organes ou de cellules, en vue de transplantation ?

a. Les modes opératoires.
b. La qualification des personnels.
c. Le prélèvement sous la supervision de médecins.
d. L'identification précise de l'organe ou des cellules.
e. Les items a, b, c et d sont faux.

La résistance antimicrobienne

229. Quelles sont les institutions internationales impliquées dans la lutte contre la résistance antimicrobienne ?

a. L'OMS (Organisation mondiale de la santé).
b. L'IIV (Institut international des vaccins).
c. La FAO (Organisation des Nations Unies pour l'alimentation et l'agriculture).
d. L'OIE (Organisation internationale des épizooties).
e. Les items a, b, c et d sont faux.

X **230.** Quelles actions les États membres de l'Union européenne prennent-ils à leur charge contre la résistance antimicrobienne ?

a. La délivrance des antibiotiques uniquement sur ordonnance.
b. La lutte contre les maladies nosocomiales.
c. La formation adéquate des professionnels de santé en matière de prescription.
d. La mise au point de nouveaux médicaments préventifs.
e. Les items a, b, c et d sont faux.

231. **Quels objectifs poursuit l'Union européenne contre la résistance aux antibiotiques ?**

a. Entraver l'utilisation superflue des antimicrobiens en médecine humaine et vétérinaire.
b. Surveiller l'évolution des maladies transmissibles à partir de réseaux.
c. Agir en faveur d'une réduction de l'usage des antibiotiques.
d. Favoriser la recherche de nouveaux agents antimicrobiens.
e. Les items a, b, c et d sont faux.

Les maladies rares

232. **Comment se définit une maladie rare en nombre de personnes atteintes sur 10 000 ?**

a. Moins de 100 personnes.
b. Moins de 50 personnes.
c. Moins de 10 personnes.
d. Moins de 5 personnes.
e. Les items a, b, c et d sont faux.

Les expositions à des rayonnements ionisants à des fins médicales

233. **Quels sont les principes à respecter lors d'actes nécessitant des expositions à des rayonnements ionisants ?**

a. Se conformer à des conditions de radioprotection optimales.
b. Produire un avantage net satisfaisant par rapport à un risque potentiel.
c. Maintenir à un niveau le plus faible possible la dose liée à l'exposition.
d. Réaliser l'intervention radio thérapeutique sous la responsabilité d'un praticien.
e. Les items a, b, c et d sont faux.

Corrigés

205. b

En 1992, le Sommet de la Terre de Rio de Janeiro (Brésil) a introduit le concept de précaution et l'article 130 du Traité de Maastricht lui a conféré une valeur juridique pour l'Union européenne.

206. e

Trois facteurs de nature scientifique déclenchent l'activation du principe de précaution en présence de la dangerosité virtuelle d'un produit, d'un procédé ou d'un phénomène : l'identification d'effets potentiellement dangereux, l'évaluation de données disponibles et l'étendue de l'incertitude.

207. d

208. d

209. abcd

Il n'est pas utile de connaître la localisation du foyer à l'origine de l'urgence sanitaire pour préparer la gestion de l'information qui la concerne.

210. abd

Devant une urgence sanitaire, la communication ne peut s'effectuer qu'à travers des infrastructures fiables et des canaux préservés, à usage exclusif des autorités compétentes, afin que la population reçoive des messages cohérents, basés sur des données scientifiques solides.

211. abc

La coopération demeure trop faible par rapport à des systèmes de liaison et la réaction n'intervient qu'au terme du processus de préparation.

212. e

Il y a 2 phases, respectivement pour l'alerte interpandémique et l'alerte pandémique, et 1 phase pour l'alerte à la pandémie, comme pour la pandémie elle-même.

213. abcd

Le réseau de surveillance et de contrôle des maladies transmissibles ne concerne pas les pathologies transmissibles par voies respiratoires sans prévention vaccinale.

214. abcd

215. b

Les niveaux d'activation sont au nombre de 3 : échange d'informations, menace potentielle et menace confirmée.

216. d

217. abd

218. bcd

Bien que la prolifération de l'infection, par le VIH, dans les pays à la périphérie de l'Union européenne représente une grave préoccupation de santé publique, cela ne justifie pas de recevoir au sein de l'Union des séropositifs pour traitement, ni de déplacer des soignants européens vers ces contrées.

219. acd

L'Union européenne oriente son action vers les populations les plus exposées aux risques de contracter le VIH/SIDA, de manière à diminuer le danger de transmettre le virus à des tiers.

220. abcde

Les 5 types de pathologies mentionnés sous cet item font partie d'un ensemble de 16 maladies graves et chroniques, identifiées par l'Union européenne, en plus des maladies transmissibles.

221. acd

Les autorités sanitaires doivent mettre en place leurs propres dispositifs et il revient à d'autres instances, telles que les services de police et les douanes, de se préoccuper des leurs.

222. abcd

223. acd

224. abcd

La limitation de l'âge des donneurs ne représente pas une exigence et est laissée à l'appréciation de chaque État.

225. abc

L'organisation de la gestion des bonnes pratiques, ainsi que les dispositifs en matière de stockage des produits du sang incombent à la personne responsable, désignée au moment de l'introduction de la demande d'accréditation, et elles ne font pas partie des informations à fournir lors du dépôt du dossier.

226. e

L'unique compétence de l'Union européenne consiste à fixer des normes de sécurité et de qualité, toutes les autres interventions relevant de la responsabilité des États membres.

227. c

228. abcd

L'organisation d'un transport n'intervient qu'à la suite d'un don et ne se justifie qu'en cas de nécessité de transfert d'organes ou cellules.

229. acd

230. abc

La mise au point de nouveaux médicaments préventifs, comme celle de produits de remplacement, découle de travaux de recherche menés au sein de laboratoires pharmaceutiques.

231. bcd

232. d

233. abcd

Chapitre 19
Les déterminants de la santé liés au mode de vie

La lutte contre le cancer

234. Parmi les causes de mortalité, à quel rang se situe le cancer ?

a. Premier.
b. Deuxième.
c. Troisième.
d. Quatrième.
e. Les items a, b, c et d sont faux.

X **235.** En matière de prévention du cancer du sein, quelle est la tranche d'âge que l'Union européenne recommande de surveiller par mammographie ?

a. De 50 ans à 65 ans.
b. De 50 ans à 67 ans.
c. De 50 ans à 69 ans.
d. De 50 ans à 74 ans.
e. Les items a, b, c et d sont faux.

X **236.** Dans le cadre du partenariat européen de lutte contre le cancer pour la période 2009-2013, contre quels facteurs de risque des interventions sont conseillées ?

a. Le tabagisme.
b. L'exposition au soleil.
c. L'alcoolisme.
d. La pollution.
e. Les items a, b, c et d sont faux.

La lutte contre le tabagisme

237. Quelles sont les mesures à prévoir par les législations des États membres de l'Union européenne à l'encontre du tabagisme passif ?

a. L'interdiction de fumer dans des lieux publics fermés.
b. L'augmentation des prix du tabac.
c. L'interdiction de fumer dans les transports collectifs.
d. La primauté du droit à la santé des non-fumeurs.
e. Les items a, b, c et d sont faux.

238. Dans les cigarettes, quelles sont les teneurs maximales admises, respectivement pour le goudron, la nicotine et le monoxyde de carbone ?

a. 5 mg – 2 mg – 5 mg.
b. 10 mg – 1 mg - 5 mg.
c. 5 mg – 2 mg – 10 mg.
d. 10 mg - 5 mg - 5 mg.
e. Les items a, b, c et d sont faux.

239. À quels dispositifs législatifs, les États membres de l'Union peuvent-ils recourir afin de réduire l'offre de produits du tabac aux jeunes ?

a. Interdire la vente de cigarettes à l'unité.
b. Interdire la vente de cigarettes en paquets de moins de 19 unités.
c. Interdire la vente de cigarettes aux jeunes avant un âge légal.
d. Interdire la vente de produits du tabac en comptoirs libre-service.
e. Les items a, b, c et d sont faux.

La lutte contre l'alcoolisme

240. Dans l'Union européenne, quel est le taux standard maximal d'alcool dans le sang autorisé (TA) pour les conducteurs de véhicules à moteur ?

a. 0,1 mg/ml.
b. 0,2 mg/ml.
c. 0,5 mg/ml.
d. 0,7 mg/ml.
e. Les items a, b, c et d sont faux.

241. **Dans la stratégie européenne de réduction des dommages liés à l'alcool, quelles sont les priorités essentielles ?**

a. Protéger les enfants et les jeunes.
b. Combattre l'ivresse au volant.
c. Inciter à l'autorégulation dans la restauration.
d. Encadrer les pratiques publicitaires.
e. Les items a, b, c et d sont faux.

Les problèmes de santé liés à la nutrition, à l'obésité et à la surcharge pondérale

242. **Quels risques majeurs, l'excès de poids présente-t-il pour la santé ?**

a. Des problèmes articulaires.
b. Des affections cardiovasculaires.
c. Du diabète.
d. Certains cancers.
e. Les items a, b, c et d sont faux.

243. **Que préconise l'Union européenne pour freiner le développement de l'obésité ?**

a. Les régimes alimentaires sains.
b. La chirurgie bariatrique.
c. Le soutien psychologique familial.
d. L'activité physique.
e. Les items a, b, c et d sont faux.

244. **L'adoption d'habitudes alimentaires saines nécessite plusieurs implications. Lesquelles ?**

a. L'industrie alimentaire.
b. Les organisations sportives.
c. Le milieu éducatif.
d. La société civile.
e. Les items a, b, c et d sont faux.

245. **Les bons choix de nutrition permettent une réduction des pathologies. Quel en est le pourcentage ?**

a. 65 %.
b. 70 %.
c. 75 %.
d. 80 %.
e. Les items a, b, c et d sont faux.

La lutte contre la drogue et la toxicomanie

246. Contre les risques inhérents à la toxicomanie, quelles sont les recommandations diffusées par l'Union européenne ?

a. L'interdiction de l'usage des produits de coupe.
b. La vaccination contre l'hépatite B
c. La garantie d'accès aux préservatifs et au matériel d'injection.
d. Une batterie de dépistages : VIH, hépatites, tuberculose, maladies sexuellement transmissibles.
e. Les items a, b, c et d sont faux.

247. Parmi les priorités de la stratégie antidrogue de l'Union européenne pour la période 2005 – 2012, quels sont les deux domaines d'action ?

a. La surveillance des précurseurs de drogue.
b. L'amélioration des connaissances sur les drogues.
c. La diminution de la demande.
d. Les entraves à l'offre.
e. Les items a, b, c et d sont faux.

La santé mentale

248. Contre les diverses formes de démence, quels objectifs l'Union européenne invite-t-elle les États membres à poursuivre ?

a. La prévention et le diagnostic précoce.
b. Le regroupement de données comparables.
c. L'amélioration des connaissances épidémiologiques.
d. L'échange de bonnes pratiques.
e. Les items a, b, c et d sont faux.

Corrigés

234. b

La première cause de mortalité concerne les maladies circulatoires, juste devant le cancer.

235. c

La tranche d'âge que l'Union européenne préconise de surveiller à partir de tests réalisés par mammographie, va de 50 à 69 ans, sans empêcher les États d'élargir cette période, ce qu'a fait la France, puisqu'elle propose la gratuité des mammographies pour les femmes de 50 à 74 ans.

236. abcd

La toxicomanie ne constitue pas à elle seule un facteur de risque pour le cancer.

237. acd

Agir sur les prix, de même que prévoir des avertissements sur les paquets de cigarettes, ne font pas partie des mesures spécifiques contre le tabagisme passif, mais s'inscrivent dans la lutte contre le tabagisme tout court.

238. e

Les teneurs maximales pour le goudron sont de 10 mg, celles pour la nicotine de 1 mg et celles pour le monoxyde de carbone de 10 mg.

239. abcd

240. c

Le TA standard est fixé à 0,5 mg/ml, mais est ramené à 0,2 mg/ml pour certaines catégories de conducteurs.

241. ab

En plus des 2 priorités reprises sous a et b, la stratégie de l'Union européenne prône des actions de sensibilisation, des mesures d'atténuation des dégâts de l'alcool chez les adultes, ainsi que la collecte de données fiables.

242. bcd

L'obésité présente de multiples risques, mais les plus graves sont les affections cardiovasculaires, le diabète et divers cancers.

243. ad

La meilleure approche préventive contre le surpoids consiste à associer, dès le plus jeune âge, des régimes alimentaires bénéfiques pour la santé à une pratique sportive.

244. abd

Si le rôle primordial dans la lutte contre l'obésité revient aux familles, d'autres secteurs ont une action de premier plan à mener afin de : proposer des choix de produits alimentaires adaptés, encourager à des exercices physiques, valoriser les activités de la jeunesse.

245. d

246. bcd

Les recommandations de l'Union européenne font partie de la mission de santé publique conférée par le traité.

247. cd

L'action sur la diminution de la demande s'appuie sur des démarches de prévention et de sensibilisation, alors que les entraves à l'offre passent par des instruments juridiques répressifs.

248. acd

La collecte de données comparables, ainsi que le renforcement de moyens d'information, entrent dans la sphère de compétence de l'Union européenne.

Chapitre 20
Les produits pharmaceutiques

La Pharmacopée européenne

249. De quelle institution dépend la Pharmacopée européenne ?

a. L'Agence européenne des médicaments.
b. L'Organisation mondiale de la santé.
c. La Commission européenne.
d. Le Conseil de l'Union.
e. Les items a, b, c et d sont faux.

Les bonnes pratiques des essais cliniques

250. La législation de l'Union européenne comporte des règles éthiques au sujet de la recherche médicale qui implique des êtres humains. Lesquelles ?

a. La protection des personnes participant aux essais.
b. L'avis préalable d'un Comité d'éthique national.
c. L'obligation de se soumettre à des inspections.
d. La notification d'événements indésirables graves.
e. Les items a, b, c et d sont faux.

Le Code communautaire relatif aux médicaments à usage humain

251. Depuis 2001, le Code communautaire a regroupé la législation européenne d'autorisation de mise sur le marché des médicaments à usage humain. Que concerne-t-il ?

a. La fabrication.
b. L'étiquetage.
c. La distribution.
d. La publicité.
e. Les items a, b, c et d sont faux.

252. **En France, quelle institution délivre des autorisations de mise sur le marché des médicaments (AMM) ?**

a. L'Institut de Veille Sanitaire (InVS).
b. Le Haut Conseil de la Santé Publique (HCSP).
c. La Haute Autorité de Santé (HAS).
d. L'Agence nationale de sécurité du médicament et des produits de santé (ANSM).
e. Les items a, b, c et d sont faux.

253. **Dans quels cas, une demande d'AMM peut-elle être refusée ?**

a. Un rapport bénéfice/risque défavorable.
b. Le non-respect du critère de qualité dans la composition du produit.
c. Un effet thérapeutique peu intéressant.
d. Une incohérence entre les exigences et les documents fournis.
e. Les items a, b, c et d sont faux.

254. **À quelles obligations doit se soumettre un demandeur d'AMM ?**

a. Spécifier le lieu de fabrication du médicament.
b. Disposer de locaux dotés d'un équipement technique approprié.
c. S'entourer d'un personnel qualifié.
d. Apporter tous les justificatifs demandés.
e. Les items a, b, c et d sont faux.

255. **Sur l'emballage extérieur des médicaments, quels renseignements peuvent figurer de manière facultative ?**

a. Le numéro d'autorisation.
b. Le prix.
c. Les conditions de remboursement.
d. Le statut légal de la délivrance.
e. Les items a, b, c et d sont faux.

256. **Dans le cas de médicaments soumis à prescription médicale, quels sont les types d'ordonnance possibles ?**

a. Renouvelable ou non renouvelable.
b. Non substituable.
c. Spéciale.
d. Réservée à des milieux spécialisés.
e. Les items a, b, c et d sont faux.

257. À l'égard du grand public, quelles sont les publicités autorisées en faveur des médicaments ?

a. Les publicités relatives à des campagnes de vaccination.
b. Les publicités sur l'utilisation de médicaments sans intervention médicale.
c. Les publicités comparatives avec d'autres médicaments.
d. Les publicités visant à privilégier tel ou tel médicament par l'utilisation de la notoriété de personnalités.
e. Les items a, b, c et d sont faux.

258. Dans quels cas un médicament peut faire l'objet d'un retrait du marché ?

a. S'il présente une nocivité.
b. S'il y a inefficacité thérapeutique.
c. Si le rapport bénéfice/risque est défavorable.
d. Si la composition ne correspond pas à la description.
e. S'il y a non-exécution des contrôles.

Les bonnes pratiques de fabrication et de laboratoire pour les médicaments à usage humain

259. Au sujet de la fabrication de médicaments à usage humain, quels sont les deux principaux éléments à prendre en considération lors du contrôle final de qualité du produit ?

a. L'historique du lot.
b. Les conditions de fabrication.
c. La concordance par rapport aux dispositifs préétablis.
d. Les résultats des contrôles pendant le processus.
e. Les items a, b, c et d sont faux.

260. En matière de bonnes pratiques de laboratoire, de quelle manière l'Union européenne entend-elle garantir la qualité des essais sur les substances chimiques ?

a. En évitant la répétition des essais.
b. En donnant l'assurance de l'innocuité.
c. En limitant le nombre d'expériences sur les animaux.
d. En faisant vérifier les dangers pour l'homme ou l'environnement.
e. Les items a, b, c et d sont faux.

Les médicaments à usage pédiatrique

261. Quel pourcentage de médicaments prescrits ne sont pas étudiés spécifiquement pour les enfants ?

a. 20 %.
b. 30 %.
c. 40 %.
d. 50 %.
e. Les items a, b, c et d sont faux.

Les médicaments de thérapie innovante

262. Quelles indications n'apparaissent pas sur l'emballage extérieur des médicaments de thérapie innovante ?

a. La description des dispositifs médicaux, des biomatériaux et matrices.
b. Les propriétés pharmacologiques.
c. Les destinataires du produit.
d. Le mode d'emploi, d'application, d'administration ou d'implantation.
e. Les items a, b, c et d sont faux.

Les outils de développement du secteur pharmaceutique

263. Quelle forme a adopté l'Innovative Medicines Initiative (IMI) ?

a. Partenariat public – privé.
b. Association.
c. Institution européenne.
d. Entreprise commune.
e. Les items a, b, c et d sont faux.

Corrigés

249. c

La Pharmacopée européenne dépend du Conseil de l'Europe (Strasbourg) qui ne se confond pas avec le Conseil de l'Union (Bruxelles).

250. abcd

Les considérations éthiques ne concernent pas les compétences de l'investigateur.

251. abcd

La recherche conduite dans le cadre d'essais cliniques fait l'objet d'une réglementation spécifique, en dehors du Code communautaire.

252. d

253. abcd

254. abcd

La présentation, comme le conditionnement, ne font pas partie des conditions impératives pour l'obtention d'une AMM.

255. bcd

L'étiquetage sur les boîtes ou flacons de médicaments peut faire apparaître certains renseignements que les États jugent utiles de mentionner, tels le numéro d'autorisation et le mode d'administration.

256. acd

257. ab

258. abcde

La sanction de retrait d'un médicament du marché s'applique dans 5 cas.

259. bd

260. abc

261. d

262. ab

263. d

Chapitre 21
Les produits cosmétiques

264. En plus des mentions habituelles et obligatoires pour l'étiquetage de tout produit, quelles informations spécifiques s'appliquent aux cosmétiques ?

a. L'origine des composants importés.
b. Les coordonnées précises du responsable du produit.
c. Les précautions d'emploi.
d. La liste complète des composants.
e. Les items a, b, c et d sont faux.

> *corrigés p.122*

Chapitre 22
Les indicateurs de santé de la Communauté européenne

265. Quels organismes ou institutions ont apporté leur aide à l'élaboration de la liste des indicateurs de santé, réalisée dans le cadre du programme ECHI ?

a. L'Office statistique des Communautés européennes (EUROSTAT).
b. Le Conseil de l'Europe.
c. L'Organisation de coopération et de développement économique (OCDE).
d. L'Organisation mondiale de la santé (OMS).
e. Les items a, b c et d sont faux.

> *corrigés p.122*

Chapitre 23
L'avenir des soins de santé et les soins pour les personnes âgées

266. **Quels sont les enjeux communs aux systèmes de soins de santé des États membres de l'Union européenne ?**

a. L'évolution de l'attente des patients.
b. La réponse au vieillissement démographique.
c. L'émergence de nouvelles technologies et thérapies.
d. L'amélioration de la qualité des soins.
e. Les items a, b c et d sont faux.

267. **En matière de soins de santé, quels sont les objectifs que l'Union européenne propose d'atteindre par ses États membres ?**

a. L'accessibilité.
b. La viabilité financière.
c. L'inclusion sociale.
d. La qualité des traitements.
e. Les items a, b c et d sont faux.

268. **Comment peut-on réguler l'offre de soins ?**

a. Par l'attribution « d'enveloppes fermées ».
b. Par la suppression de lits ou le déremboursement des médicaments.
c. Par la « contractualisation » des relations entre acheteurs et fournisseurs de soins.
d. Par la diminution des appareils de radiologie.
e. Les items a, b c et d sont faux.

Corrigés des chapitres 21 à 23

[Chapitre 21]

264. acd

[Chapitre 22]

265. acd

[Chapitre 23]

266. abc

267. abcd

Les objectifs à atteindre ne reprennent pas la réforme des soins de santé, puisque la maîtrise de l'augmentation des dépenses de santé ne s'inscrit pas dans les compétences de l'Union européenne.

268. ac

AUBIN IMPRIMEUR

Achevé d'imprimer en novembre 2011
N° d'impression 1111.0545
Dépôt légal, novembre 2011
Imprimé en France